Kohlhammer

Wolfgang Burkert

Effiziente Personal-einsatzplanung

Service- und Mitarbeiterorientierung
erfolgreich verbinden

Verlag W. Kohlhammer

1. Auflage 2012

Alle Rechte vorbehalten
© 2012 W. Kohlhammer GmbH Stuttgart
Umschlag: Gestaltungskonzept Peter Horlacher
Gesamtherstellung:
W. Kohlhammer Druckerei GmbH + Co. KG, Stuttgart
Printed in Germany

ISBN 978-3-17-021757-7

*Herzlichen Dank an
meine Kinder Sarah und Tim
und an meine Frau Simone,
die auf kostbare Zeit mit mir verzichtet haben –
ihnen widme ich dieses Buch.*

Geleitwort Peter Bechtel

In Zeiten sich ständig veränderter Rahmenbedingungen im Gesundheitswesen, die sicherlich mit weiteren Restriktionen einhergehen werden, kommt dem Bereich der Personalplanung in der Pflege immer größere Bedeutung zu. Wir müssen davon ausgehen, dass in Zukunft nicht mehr ausreichend qualifizierte Pflegekräfte zur Verfügung stehen, daher sind innovative Modelle im Sinne eines Personalmix und der entsprechenden Personaleinsatzplanung gefragt.

Das vorliegende Buch von Wolfgang Burkert bietet hierzu hervorragende Anregungen zur Umsetzung in die Praxis. Mit den sehr praxisrelevanten Beiträgen ist es ihm gelungen, das weite Spannungsfeld von den Rechtsgrundlagen über tarifvertragliche Regelungen bis hin zur Arbeitszeitgestaltung hervorragend zu beschreiben. Damit eignet sich das Werk bestens für all diejenigen, die im Pflegebereich in Führungsverantwortung stehen.

Peter Bechtel
Vorsitzender der Bundesarbeitsgemeinschaft
Leitender Pflegepersonen e.V.

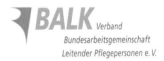

Geleitwort Marie-Luise Müller

Der Faktor Mensch wird zur wertvollsten Ressource im Dienstleistungsbereich Gesundheitswirtschaft werden.

Für die einzelnen Sektoren Klinik, Ambulante Dienste, stationäre Einrichtungen, diverse Wohnformangebote sind die Rahmenbedingungen, Bedarfe und Qualifikationen sehr verschieden.

Das vorliegende Buch beschäftigt sich mit der Personaleinsatzplanung im klinischen Sektor und setzt da an, wo die Personalressource direktproportional sich auf Effektivität, Qualität und Effizienz auswirkt.

Dass die Personaleinsatzplanung für den Gesamtbereich Pflegedienst und die Servicedienste zu der Kernkompetenz des Personalmanagement zählt und damit eine hohe unternehmerische Verantwortung verbunden ist, ist eine Fachexpertise und wie sie vom Autor eingebracht wird wertvoll und ausgesprochen hilfreich.

Ich wünsche der Leserschaft, dass sie viele Hinweise, gute Praxisanregungen und Freude das Aufgabenfeld der Personalplanung erfolgreich umzusetzen.

Marie-Luise Müller
Ehrenpräsidenten des Deutschen Pflegerates e.V.

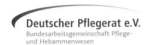

Deutscher Pflegerat e.V.
Bundesarbeitsgemeinschaft Pflege-
und Hebammenwesen

Inhalt

Verzeichnis der Abbildungen und Tabellen

Abbildungen

Tabellen

Einleitung

Das Thema Personaleinsatzplanung wird in Gesundheitseinrichtungen, insbesondere von Dienstplanverantwortlichen, oftmals als Belastung empfunden. Kontinuierlicher Wechsel der Arbeitszeiten (Früh-/Spät-/Nachtdienst), aber auch durch häufigen Personalmangel verursachte überlange Dienstzeiten, damit verbundene Überstunden, zu kurze Ruhepausen und permanente Zeitnot sind die Ursachen für das hohe Belastungsempfinden.

Die gesetzlichen, tariflichen oder betrieblichen Rahmenbedingungen stellen mit vielen weiteren Faktoren eine große Herausforderung für einen klaren „Durchblick" dar. Das entsprechende Wissensmanagement wird häufig aus Ressourcenmangel unterlassen. Gleichzeitig beeinflussen äußere und innere Bedingungen und Bedürfnisse die Personaleinsatzplanung im Krankenhaus. So haben auch der gesellschaftliche Wandel, der technische und medizinische Fortschritt, makroökonomische oder betriebliche Änderungen durch Stakeholder-Interessen (hier sind Eigentümer, Aufsichtsrat, Banken und politische Verbände gemeint) Auswirkungen auf die Zielsetzung der Personalentscheider (vgl. **Abb. 1**). Dienstplanverantwortliche stehen einerseits nicht nur vor der Aufgabe, Führungsverantwortung wahrzunehmen und Patienten zu betreuen, sie sollen andererseits den oben genannten Interessen in gleicher Weise gerecht werden. In der Regel sind es meist nur Stationsleitungen großer Intensiveinheiten, die zu 100 % von Pflegeaufgaben am Bett freigestellt sind. Die Konsequenzen dieser Personalpolitik werden von Fachverbänden deutlich beschrieben. Die Krankenhäuser werden mit entsprechendem Budget ausgestattet, so zu mindest argumentiert die Politik, somit liege es an den Kliniken, wie sie diese Mittel intern verteilen. Krankenhäuser argumentieren mit gedeckelten und unzureichenden Finanzen, die keinen weiteren Gestaltungsspielraum zulassen.

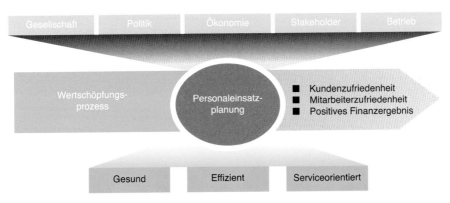

Abb. 1: Einflussfaktoren und Zielsetzung der Personaleinsatzplanung

Moderne Führungsarbeit im Spannungsfeld der zahlreichen Bedürfnisse in- und externen Faktoren umfasst vielfältige Konzeptionsaufgaben. Damit eine gesunde, effektive und serviceoriente Personaleinsatzplanung gelingen kann, sind ein zukunftsfähiges Gesamtverständnis und ein detailliertes Fachwissen erforderlich. Konstant voranschreitende Struktur- und Prozessveränderungen im Gesundheitswesen erfordern hohe Sach-, Sozial- und Methodenkompetenz im Umgang mit Personaleinsatz, Arbeitszeitplanung und Dienstplangestaltung. Wachsender Erfolgsdruck, dem Personalverantwortliche unmittelbar ausgesetzt sind, macht eine differenzierte Auseinandersetzung mit diesem Thema nötig – hier sollen die Grundlage dafür dargestellt und erörtert werden.

Die Themenbereiche sind modular aufgebaut und aufeinander abgestimmt. In der Praxis sollen die Inhalte auch zur Recherche dienen, um Ihr Wissen aufzufrischen. Vor allem bei der täglichen Auseinandersetzung soll dieser Ratgeber Ihr Begleiter sein.

Lernziele

Das Werk erläutert Ihnen relevante Arbeitsgesetze und die wichtigsten Pflichten und Rechte, die bei der Personaleinsatzplanung zu berücksichtigen sind. An praktischen Beispielen wird Ihnen aufgezeigt, wie Sie erfolgs- und ergebnisorientiert einen Dienstplan gestalten können. Sie lernen die personalwirtschaftlichen Zusammenhänge der Arbeitszeitgestaltung kennen, um zu verstehen, dass die Gestaltung der Arbeitszeit eine wichtige Führungs- und Managementaufgabe ist. Die Einführung neuer Arbeitszeitmodelle wird Ihnen anhand einer bewährten Methode aufgezeigt, dabei erfahren Sie wie Sie arbeitswissenschaftliche Erkenntnisse bei der Dienstplangestaltung umsetzen.

1   Rechtsgrundlagen des Arbeitsrechts

Da in der Bundesrepublik Deutschland kein einheitliches Arbeitsgesetzbuch durch ein ordentliches Gesetzgebungsverfahren eingebracht wurde, müssen für jeden „Fall" passende Rechtsquellen gefunden werden. **Das Arbeitsrecht definiert sich aus der Summe aller Normen, die für die in persönlicher Abhängigkeit geleistete Arbeit gelten (Abb. 2).** Daraus wird deutlich, dass das Arbeitsrecht ausschließlich die Rechtsbeziehung der Arbeitnehmer zu den Arbeitgebern regelt. Grundlage dieser Beziehung ist ein privatrechtlicher Arbeitsvertrag, sodass das Arbeitsrecht seiner Grundstruktur nach dem Privatrecht zuzuordnen ist. Aber auch öffentlich-rechtliche Normen haben ihre große Bedeutung im Arbeitsrecht, wie beispielsweise das Arbeitszeit- und das Arbeitsschutzgesetz.

Weiter wird zwischen dem **Individual- und dem Kollektivarbeitsrecht** unterschieden. Zum Individualarbeitsrecht gehört das *Arbeitsvertragsrecht* und das *Arbeitsschutzrecht*, das sich weiter in Schutzgesetze für sämtliche Arbeitnehmer und solche, die für besonders schutzbedürftige Personengruppen (z. B. Mutterschutz- oder Jugendschutzgesetz) gelten, trennt.

Unter den Oberbegriffen *Tarif- und Mitbestimmungsrecht* wird das Kollektivarbeitsrecht zusammengefasst. Der Abschluss von Tarifverträgen, die Durchführung von Arbeitskampfmaßnahmen und die Bildung von Koalitionen (Gewerkschaften und Arbeitgeberverbände) gehören zum Tarifrecht. Das Mitbestimmungsrecht wird auf betrieblicher Ebene von der Koalition der Arbeitnehmer durch den Betriebs- oder Personalrat ausgeübt.

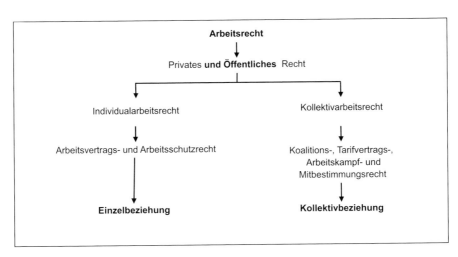

Abb. 2: Normen des Arbeitsrechts

Streitigkeiten aus dem Arbeitsrecht regeln die Arbeitsgerichte (Arbeitsgerichtsgesetz). Die **Rechtsquellen des Arbeitsrechts** können im Rangverhältnis wie folgt dargestellt werden (**Abb. 3**):

1. Europarecht
2. Verfassungsrecht (Grundrechte: Freiheits- u. Gleichheitsrechte des GG)
3. zwingendes Gesetzesrecht
4. zwingende Rechtsverordnungen
5. zwingende Tarifvertragsnormen, § 4 TVG
6. zwingende Betriebsvereinbarungsnormen, § 77 BetrVG
7. arbeitsvertragliche Bestimmungen
8. dispositive Gesetze- Tarifvertrags- und Betriebsvereinbarungsnormen
9. Weisungsrecht des Arbeitgebers (Direktionsrecht)
10. Richterrecht

Abb. 3: Rechtsquellen des Arbeitsrechts

Voraussetzung für die Anwendbarkeit arbeitsrechtlicher Normen ist, dass es sich um einen Arbeitnehmer handelt. Der Begriff Arbeitnehmer wird in Gesetzen jedoch nicht definiert. Die Rechtsprechung hilft sich hier mit dem Umkehrschluss aus § 84 Abs. 1 S. 2 Handelsgesetzbuch (HGB): Selbständig ist, wer im Wesentlichen frei seine Tätigkeit gestalten und seine Arbeitszeit bestimmen kann.

Definition Arbeitnehmer: Unselbständig und damit Arbeitnehmer ist, wer aufgrund eines privatrechtlichen Vertrags im Dienst eines anderen zur Leistung weisungsgebundener, fremdbestimmter Arbeit in persönlicher Abhängigkeit gegen Entgelt verpflichtet ist (vgl. BAG NZA 1996; BAG NZA 2001; **Tab. 1**).

Tab. 1: Arbeitnehmereigenschaften

Arbeitnehmer	Sonstige Beschäftigte
„Weisungsgebunden", d. h. im Wesentlichen fremdbestimmt	„Selbständig", d. h. im Wesentlichen freie Bestimmung von Ort, Zeit usw.
Eingliederung in eine fremde Arbeitsorganisation (Betriebsstätte u. -mittel werden vom Dienstberechtigten zur Verfügung gestellt)	Selbständig (Arbeit mit eigenen Mitteln)
Lohn oder Gehalt als fest vereinbarte Vergütung	Erfolg- oder zeitabhängige Bezahlung
Entgeltfortzahlung bei Krankheit, Urlaub usw.	Unternehmerrisiko

Arbeitnehmer	Sonstige Beschäftigte
Abführung von Lohn- und Sozialversicherungsbeiträgen	Ausweisung der Mehrwertsteuer
Im Wesentlichen nur ein Auftraggeber	I. d. R. mehrere Auftraggeber
Persönliche Arbeitsleistung	Subunternehmer, eigene Arbeitnehmer

Liegen die in **Tabelle 1** unter Arbeitnehmer genannten Eigenschaften in einer Person vor, so ist deren Arbeitnehmereigenschaft grundsätzlich zu bejahen. In Abgrenzung zu anderen Beschäftigungsverhältnissen werden Beamte, Richter und Soldaten durch Ernennung eingesetzt. Keine Arbeitnehmer sind auch Strafgefangene, Sicherungsverwahrte, Teilnehmer an Trainingsmaßnahmen der Agentur für Arbeit, Wiedereingliederungsverhältnisse nach § 74 Sozialgesetzbuch – Fünftes Buch (SGB V).

Kein privatrechtlicher Vertrag liegt auch bei Mitgliedern religiöser oder gemeinnütziger Gemeinschaften, Ordensmitgliedern der katholischen Kirche, Diakonissen in evangelischen Einrichtungen oder Rot-Kreuz-Schwestern vor (vgl. BAG-Urteil zu Rot-Kreuz-Schwestern v. 06.07.1995).

Eine weitere Sonderstellung nehmen Auszubildende ein. Das Berufsausbildungsverhältnis wird nicht als Arbeitsverhältnis, sondern als Vertragsverhältnis besonderer Art verstanden. Trotzdem sind gem. § 3 Abs. 2 Berufsbildungsgesetz (BBiG) auf das Berufsausbildungsverhältnis sämtliche arbeitsrechtliche Vorschriften anzuwenden, soweit sich nicht aus dem Wesen des Ausbildungsverhältnisses und dem BBiG etwas anders ergibt (Besonderheit: Kündigung von Auszubildenden). Das BBiG gilt auch für zeitlich befristet eingesetzte Praktikanten.

Definition Arbeitgeber: Die Begriffsbestimmung des Arbeitgebers ist an die des Arbeitnehmers angelehnt. Arbeitgeber ist jede natürliche Person, Personengesellschaft (GbR, KG) oder juristische Person (GmbH, AG), die Arbeitnehmer beschäftigt.

1.1 Gesetze

Im Wesentlichen lassen sich Gesetze in drei Kategorien einteilen:

- *Nichtdispositives Gesetzesrecht*
  Bedeutung: Gesetz, vom dem weder zugunsten noch zu Lasten des Arbeitnehmers abgewichen werden darf, weder durch Einzel- (Arbeitsvertrag) noch durch Kollektivvereinbarung (Tarifvertrag, Betriebsvereinbarung etc.). Beispiel: § 6 Abs. 1 Mutterschutzgesetz (abweichende Vereinbarungen sind nach § 134 BGB nichtig)
- *Einseitig dispositives Gesetzesrecht*
  Bedeutung: Gesetz, von dem zugunsten des Arbeitnehmers durch Einzel-

(Arbeitsvertrag) oder durch Kollektivvereinbarung (Tarifvertrag, Betriebsvereinbarung etc.) abgewichen werden darf.
Beispiel: § 13 Abs. 1 S. 3 Bundesurlaubsgesetz

- *Tarifdispositives und dispositives Gesetzesrecht*
Bedeutung: Bei tarifdispositivem Gesetzesrecht darf zugunsten oder zu Lasten des Arbeitnehmers durch Tarifvertrag abgewichen werden. Bei dispo-
sitivem Gesetzesrecht darf durch Einzel- (Arbeitsvertrag) oder durch Betriebsvereinbarung abgewichen werden.
Beispiel: § 622 Abs. 4 S. 1 BGB (Abweichung durch Tarifvertrag); § 616
BGB (Abweichung vom Grundsatz „kein Lohn ohne Arbeit" durch Indivi-
dualvereinbarung)

Für die Dienstplanung wichtige arbeitsrechtliche Gesetze:

- Arbeitszeitgesetz ArbZG,
- Arbeitsschutzgesetz ArbSchG,
- Betriebsverfassungsgesetz BetrVG,
- Bürgerliche Gesetzbuch BGB (im Besonderen §§ 611–630 BGB),
- Bundeserziehungsgeldgesetz BErzGG (im Besonderen §§ 15–21 BErzGG),
- Bundesurlaubsgesetz BurlG,
- Entgeltfortzahlungsgesetz EFZG,
- Jugendarbeitsschutzgesetz JArbSchG,
- Mutterschutzgesetz MuSchG,
- Pflegezeitgesetz PflegeZG,
- Personalvertretungsgesetze (Bund und Länder) BPersVG, LPersVG,
- Sozialgesetzbuch Viertes Buch SGB IV (im Besonderen § 8 SGB IV),
- Sozialgesetzbuch Fünftes Buch SGB V (im Besonderen §§ 44, 45, 48 SGB V),
- Sozialgesetzbuch Neuntes Buch SGB IX (im Besonderen §§ 124, 125 SGB
IX),
- Teilzeit- und Befristungsgesetz TzBfG.

Rechtverordnungen, gleich wirksam wie Gesetze, haben bei der Personaleinsatzplanung keine Bedeutung (zumindest sind dem Verfasser keine bekannt).

1.2   Tarifvertrag

Arbeitsrechtlich von Bedeutung (besonders im Streitfall) ist die Frage, ob auf
das Arbeitsverhältnis ein Tarifvertrag oder eine sonstige Individual- bzw. Kollektivvereinbarung Anwendung findet.

Beispiele:

- Regelungen im Arbeitsvertrag zur außertariflichen Vergütung,
- Regelungen im Tarifvertrag zur Kündigungsfrist,
- Regelungen in einer Betriebsvereinbarung zur Ruhezeit.

Zweck eines Tarifvertrags ist es, u. a. einheitliche Rahmenbedingungen für die (tarifgebundenen) Arbeitnehmer zu schaffen. Rechtlich gesehen gelten Tarifverträge mit unmittelbarer und zwingender Wirkung für im Geltungsbereich erfasste, tarifgebundene Arbeitsverhältnisse.

Wird das Arbeitsverhältnis vom Geltungsbereich eines Tarifvertrags erfasst und es besteht beiderseitige Tarifbindung, dann hat dieser Vorrang vor dem Gesetz (Tarifvorrang). Tarifbindung kann erzielt werden durch:

- Verbandsmitgliedschaft (beiderseits),
- Allgemeinverbindlichkeitserklärung,
- Vereinbarung und Bezugnahme (Bezugnahmeklausel im Arbeitsvertrag).

Für Arbeitgeber ist der Abschluss eines Tarifvertrags mit einer Gewerkschaft auch ohne Mitgliedschaft in einem Arbeitgeberverband möglich (**Haus- oder Firmentarifvertrag**).

1.3 Betriebs- und Dienstvereinbarungen

Betriebsvereinbarungen (privatrechtlicher Betrieb) und Dienstvereinbarungen (öffentlich-rechtlicher oder kirchlicher Träger) sind kollektivrechtliche Vereinbarungen auf betrieblicher Ebene. Voraussetzung ist, dass der Betrieb bzw. die Dienststelle einen Betriebsrat (privatrechtlicher Betrieb), einen Personalrat (öffentlich-rechtlicher Träger) oder eine Mitarbeitervertretung (kirchlicher oder diakonischer Träger) eingerichtet hat. Nachfolgend wird – zwecks besserer Lesbarkeit – der Begriff Betriebsrat verwendet.

Betriebsvereinbarungen bedürfen der Schriftform und müssen von den Vertragsparteien unterzeichnet werden. **Sie gelten räumlich und persönlich für alle Arbeitnehmer eines Betriebs**, dessen Betriebsrat die Vereinbarung abgeschlossen hat. Der persönliche Geltungsbereich kann aber eingeschränkt werden (z. B. einzelne Betriebsabteilungen oder bestimmte Arbeitnehmergruppen). Wird kein zeitlicher Geltungsrahmen und keine Kündigungsfrist vereinbart, dann können Betriebsvereinbarungen mit einer Frist von drei Monaten von beiden Betriebspartnern gekündigt werden (§ 77 Abs. 5 BetrVG).

Regelungen über Arbeitsentgelte und Arbeitsbedingungen, die durch Tarifvertrag vereinbart sind oder üblicherweise vereinbart werden, dürfen nicht über Betriebsvereinbarungen geregelt werden. Dies gilt nicht, wenn ein Tarifvertrag den Abschluss ergänzender Betriebsvereinbarungen ausdrücklich zulässt (§ 77 Abs. 3 BetrVG). Regelungen in Betriebsvereinbarungen gelten ebenso **zwingend und unmittelbar wie Tarifnormen** (§ 77 Abs. 4 S. 1 BetrVG).

1.4 Arbeitsvertrag und Direktionsrecht

Der Gestaltungsspielraum, aber auch die rechtliche Bedeutung des Arbeitsvertrags wird bedauerlicherweise immer noch unterschätzt. Im Arbeitsvertrag begründen die Vertragsparteien die wesentlichen Rechte und Pflichten für das Arbeitsverhältnis. Der Arbeitgeber hat spätestens einen Monat nach dem vereinbarten Beginn des Arbeitsverhältnisses die wesentlichen Vertragsbedingungen schriftlich niederzulegen, die Niederschrift zu unterzeichnen und dem Arbeitnehmer auszuhändigen (§ 2 Abs. 1 S. 1 Nachweisgesetz NachwG).

§ 2 Abs. 1 NachwG benennt die Mindestanforderungen der Niederschrift. Die Nichterfüllung der Nachweispflicht berührt nicht die Rechtswirksamkeit des Arbeitsvertrags. Dieser kommt durch zwei wirksame und übereinstimmende Willenserklärungen zustande (vgl. §§ 145 ff. BGB). Der Abschluss unterliegt grundsätzlich keiner gesetzlichen Form (Ausnahme: § 4 Abs. 1 S. 1 BBiG bei Ausbildungsverträge, § 12 Abs. 1 S. 1 AÜG bei Leiharbeitsverhältnissen und § 14 Abs. 4 TzBfG für die Befristung von Arbeitsverhältnissen). Das Arbeitsverhältnis wird grundsätzlich als **Dienstvertrag im Sinne des § 611 BGB** eingeordnet.

Der Betriebsrat hat keine Möglichkeit, bei der Ausgestaltung von Arbeitsverträgen mitzuwirken, da ein grundsätzliches Mitbestimmungsrecht fehlt. Der Betriebsrat hat aber beim Arbeitsvertrag insoweit mittelbar ein Mitbestimmungsrecht, als die Einstellung eines Arbeitnehmers mitbestimmungspflichtig ist.

Die Regelung des § 106 Gewerbeordnung GewO ergänzt den Arbeitsvertrag durch das ausdrücklich gesetzlich geregelte **Direktionsrecht** des Arbeitgebers. Da in Arbeitsverträgen lediglich die wesentlichen Rechte und Pflichten festgelegt werden, bedarf es einer Konkretisierung der täglichen Arbeitsabläufe. Dem Arbeitgeber steht deshalb ein **umfassendes und einseitiges Weisungsrecht** zu, das als Direktionsrecht bezeichnet wird. Sämtliche Pflichten der Arbeitsleistung nach Art, Inhalt, Ort und Zeit sind betroffen, soweit sie nicht eindeutig durch Arbeitsvertrag, Tarifvertrag oder gesetzliche Regelungen (z. B. BetrVG) eingeschränkt sind. Damit das Direktionsrecht des Arbeitgebers nicht zu sehr eingeschränkt ist, sollte darauf geachtet werden, dass Art, Ort und Zeit der Arbeitsleistung im Arbeitsvertrag, einer Betriebsvereinbarung oder einem Tarifvertrag nicht zu eng umschrieben werden. Auf plötzliche Veränderungen im operativen Arbeitsfeld kann ansonsten nicht ausrechend flexibel reagiert werden.

Weiter begrenzt § 315 BGB das Direktionsrecht des Arbeitgebers durch den Grundsatz des **billigen Ermessens**. Der Arbeitgeber hat bei der Ausübung des Direktionsrechts die beiderseitige Interessenslage angemessen abzuwägen und zu berücksichtigen. Ob die Leistung durch Bestimmung nach billigem Ermessen erfolgt, wird im Streitfall (per Einzelfall) durch Urteil entschieden (§ 315 Abs. 3 S. 2 BGB). Fehlen einheitliche Quellen im Arbeitsrechtsstreit, so hat sich das *Richterrecht* in der Vergangenheit oftmals richtungsweisend für die arbeitsrechtliche Gesetzgebung erwiesen (z. B. bei Streitigkeiten um das Allgemeine Gleichbehandlungsgesetz AGG oder beim *Grundsatz der betrieblichen Übung*).

Praktische Bedeutung bei der Dienstplangestaltung hat das Direktionsrecht bspw. bei der Frage, ob Mitarbeiter außerhalb der dienstplanmäßig eingeteilten Arbeitszeit (also in der Freizeit) vom Arbeitgeber zum Dienst verpflichtet werden können. Nach § 611 Abs. 1 BGB wird derjenige, der Dienste zusagt, zur Leistung der versprochenen Dienste verpflichtet. Eine Verpflichtung, bei der ein Arbeitgeber jederzeit, also auch außerhalb der dienstplanmäßigen Arbeitszeit, Zugriff auf die Arbeitsleistung eines Arbeitnehmers hat, ergibt sich aus dem Arbeitsvertrag nicht. Verpflichtet ein Arbeitgeber einen Arbeitnehmer zur unfreiwilligen Arbeitsleistung, kann dies den Tatbestand der Nötigung nach § 240 StGB erfüllen. Auch rechtfertigen sog. „Notfälle" nicht die Verpflichtung eines Arbeitnehmers zum Dienst. Notfälle definiert die Rechtsprechung wie folgt: „Notfälle sind ungewöhnliche, unvorhersebare und plötzlich eintretende Ereignisse, die ein sofortiges Eingreifen erfordern …" (BAG 25.10.1989, AZ: 2 AZR 633/88).

In der Praxis hat der Arbeitgeber folgende Möglichkeiten zu reagieren (**bei Mitarbeitern, die im Dienst sind**):

- Anordnung von Überstunden bis zur maximalen physischen und psychischen Belastungsgrenze (vgl. Arbeitsvertrag, § 106 GewO, § 14 ArbZG),
- Versetzung von Mitarbeitern nach billigem Ermessen (von Abteilung A nach Abteilung B im gleichen Betrieb),
- freiwillige Rekrutierung von Voll- und Teilzeitkräften aus dem „Frei".

 Wichtiger Hinweis: Damit das Direktionsrecht von Dienstplanverantwortlichen ausgeführt werden darf, sollten autorisierte Stellen- oder Aufgabenbeschreibungen vorliegen. Nur so können verantwortliche Hierarchieebenen arbeitsrechtlich sicher handeln.

1.5 Vertragsarten

1.5.1 Unbefristeter Arbeitsvertrag

Der unbefristete Arbeitsvertrag wird zwischen den Vertragsparteien auf **unbestimmte Zeit abgeschlossen**. Dies bedeutet, dass kein Zeitpunkt festgelegt wird, wann der Vertrag enden soll. Beide Parteien haben bei Beendigung des unbefristeten Vertragsverhältnisses die für sie geltenden Kündigungsfristen zu beachten (vgl. § 622 BGB).

1.5.2 Befristeter Arbeitsvertrag

Beim befristeten Arbeitsvertrag wird bei Abschluss von vornherein festgelegt, zu welchem Zeitpunkt das Arbeitsverhältnis endet. Die Befristung von Arbeitsverhältnissen regelt das TzBfG.

1.5.2.1 Befristungsgründe

Der befristete Arbeitsvertrag unterscheidet sich nach Zeitbefristung, Zweckbefristung und sogenannten auflösenden Bedingungen.

Zeitbefristung:	Kalendermäßige Festlegung, wann das Arbeitsverhältnis endet.
Beispiel:	Der Arbeitnehmer wird bis zum Tag/Monat/Jahr befristet eingestellt. Mit Ablauf der Befristung endet das Arbeitsverhältnis. Es bedarf keiner gesonderten Kündigung.
Zweckbefristung:	Keine kalendermäßige Festlegung der Beendigung. Diese richtet sich nach Art, Zweck und Beschaffenheit der Befristungsabrede.
Beispiel:	Der Arbeitnehmer wird für die Dauer der krankheitsbedingten Abwesenheit von Mitarbeiter A befristet eingestellt. Nach § 15 Abs. 2 TzBfG enden zweckbefristete Arbeitsverträge frühestens zwei Wochen nach Zugang der schriftlichen Unterrichtung des Arbeitnehmers über den Zeitpunkt der Zweckerreichung.

 Wichtiger Hinweis: Wird das Arbeitsverhältnis nach Ablauf der Zeit, für die es eingegangen ist, oder nach Zweckerreichung mit Wissen des Arbeitgebers fortgesetzt, so gilt es auf unbestimmte Zeit verlängert, wenn der Arbeitgeber nicht unverzüglich widerspricht oder dem Arbeitnehmer die Zweckerreichung nicht unverzüglich mitteilt (§ 15 Abs. 5 TzBfG).

Auflösende Bedingung: Die Rechtsprechung spricht von einer auflösenden Bedingung (im Wesentlichen gleichgestellt mit der Zweckbefristung), wenn die Beendigung des Arbeitsverhältnisses von einem Ereignis abhängig gemacht wird, von dem gewiss ist, dass es eintritt, der Eintrittszeitpunkt aber ungewiss ist.

Beispiel: Das Arbeitsverhältnis endet mit der Altersgrenze des Rentenbezugs.

1.5.2.2 Zulässigkeit der Befristung

Die Zulässigkeit eines befristeten Arbeitsvertrags ist nach § 14 TzBfG an sogenannte sachliche Gründe gebunden. Nach § 14 Abs. 1 S. 2 Ziff. 1–8 TzBfG liegen sachliche Gründe insbesondere dann vor, wenn:

- der betriebliche Bedarf an der Arbeitsleistung nur vorübergehend besteht (wie bspw. in Saison- oder Kampagnebetriebe),
- die Befristung im Anschluss an eine Ausbildung oder an ein Studium erfolgt, um den Übergang des Arbeitnehmers in eine Anschlussbeschäftigung zu erleichtern (wobei es nicht erforderlich ist, dass die Beschäftigung direkt nach Ausbildungsende aufgenommen werden muss),
- der Arbeitnehmer zur Vertretung eines anderen Arbeitnehmers beschäftigt wird, was wohl der häufigste Befristungsgrund ist (vgl. Befristungsgründe),
- die Eigenart der Arbeitsleistung die Befristung rechtfertigt (z. B. Musiker, Schauspieler, Sänger, Profisportler und deren Trainer),
- die Befristung zur Erprobung erfolgt (Möglichkeit zur fachlichen und persönlichen Prüfung des Arbeitnehmers). Das Arbeitsverhältnis endet mit Ablauf der vereinbarten Probezeit (i. d. R. sechs Monate, es bedarf keiner weiteren Kündigung). Abzugrenzen ist hiervon die Vereinbarung einer Probezeit im Rahmen eines von Anfang an unbefristeten Arbeitsverhältnisses – der Arbeitgeber muss, wenn das Arbeitsverhältnis in der Probezeit aufgelöst werden soll, eine Kündigung aussprechen,
- in der Person des Arbeitnehmers liegende Gründe die Befristung rechtfertigen (wie bspw. die kurzfristige Beschäftigung aus sozialen Gründen für die Zeit bis zum Beginn eines feststehenden Arbeitsverhältnisses, eines Studiums),
- der Arbeitnehmer aus Haushaltsmitteln vergütet wird, die haushaltsrechtlich für eine befristete Beschäftigung bestimmt sind, und er entsprechend beschäftigt wird (z. B. für ausgewiesene Forschungsprojekte),
- die Befristung auf einem gerichtlichen Vergleich beruht.

 Wichtiger Hinweis: Ist die Befristung rechtsunwirksam, so gilt der befristete Arbeitsvertrag als auf unbestimmte Zeit geschlossen (§ 16 S. 1 TzBfG).

1.5.2.3 Befristung ohne Sachgrund

Die kalendermäßige Befristung eines Arbeitsvertrags ohne Vorliegen eines sachlichen Grundes ist bis zur Dauer von zwei Jahren zulässig; bis zu dieser Gesamtdauer ist auch die höchstens dreimalige Verlängerung eines kalendermäßig befristeten Arbeitsvertrags erlaubt (§ 14 Abs. 2 S. 1 TzBfG). Danach ist es möglich, innerhalb eines Gesamtzeitraums von zwei Jahren mit dem Arbeitnehmer vier auf jeweils sechs Monate befristete Arbeitsverträge abzuschließen. Voraussetzung ist, dass sämtliche Arbeitsbedingungen unverändert bleiben, insbesondere Arbeitszeit und Vergütung (BAG NJW 2001, 532).

Die Befristung ohne Sachgrund ist auch bei Arbeitnehmern möglich, die das 58. Lebensjahr vollendet haben (Näheres regelt § 14 Abs. 3 TzBfG).

1.5.2.4 Mitbestimmung des Betriebsrats

Das Mitbestimmungsrecht des Betriebsrats bzw. der Arbeitnehmervertretung hinsichtlich der Befristung von Arbeitsverträgen besteht nicht nur bei der Neueinstellung, sondern auch bei der Verlängerung befristeter Arbeitsverträge (vgl. u. a. § 99 BetrVG und § 7 Abs. 3 TzBfG).

1.6 Teilzeitarbeitsverhältnis

1.6.1 Begriffsbestimmung

Das Gesetz über Teilzeitarbeit und befristete Arbeitsverträge definiert den Begriff des teilzeitbeschäftigten Arbeitnehmers in § 2 TzBfG. Danach sind dies Teilzeitbeschäftigte, deren regelmäßige Wochenarbeitszeit kürzer ist als die eines vergleichbaren vollzeitbeschäftigten Arbeitnehmers. Ist keine regelmäßige Wochenarbeitszeit vereinbart, so wird auf die durchschnittliche Jahresarbeitszeit abgestellt.

1.6.2 Anspruch auf Verringerung bzw. Verlängerung der Arbeitszeit

Teilzeitbeschäftigte können gemäß § 9 TzBfG dem Arbeitgeber anzeigen, dass sie zukünftig eine Verlängerung der werktäglichen Arbeitszeit wünschen. Mit Eingang der Anzeige hat der Arbeitgeber den Arbeitnehmer bei der Besetzung eines entsprechenden freien Arbeitsplatzes bei gleicher Eignung bevorzugt zu behandeln.

 Wichtiger Hinweis: Insbesondere kann der Arbeitgeber durch das Angebot auf Verlängerung der Arbeitszeit bei Teilzeitbeschäftigten mittel- bis langfristig auf Personalengpässe bzw. Kapazitätserhöhung reagieren.

Ein Rechtsanspruch, sowohl auf Verringerung als auch Verlängerung der Arbeitszeit, besteht aber nur bei Arbeitnehmern, deren Arbeitsverhältnis länger als sechs Monate bestanden hat, und bei Betrieben, die in der Regel mehr als 15 Arbeitnehmer beschäftigen. Die Verringerung der Arbeitszeit regelt § 8 TzBfG. Danach hat der Arbeitnehmer den Arbeitgeber mindestens drei Monate vor dem gewünschten Beginn der Arbeitszeitreduzierung im Voraus über den Umfang und kalendermäßigen Beginn zu informieren. Der Arbeitgeber hat hierauf bis spätestens einen Monat vor dem kalendermäßigen Beginn schriftlich Stellung zu nehmen. Nimmt er nicht innerhalb dieser Frist schriftlich Stellung, dann gilt seine Zustimmung als erteilt. Der Arbeitgeber kann aus betrieblichen Gründen eine Reduzierung der Arbeitszeit ablehnen, hierzu muss er ein nachweisbares Organisationskonzept vortragen (der TVöD enthält eine deutliche Verschärfung der Rechtspflicht des Arbeitgebers, dort ist zurzeit geregelt, dass „dringende dienstliche bzw. betriebliche Belange nicht entgegenstehen"). Im Streitfall prüft ein Arbeitsgericht, ob der Arbeitgeber tatsächlich sachliche Gründe für die Ablehnung hatte.

Der Arbeitnehmer kann eine erneute Verringerung der Arbeitszeit frühestens nach Ablauf von zwei Jahren verlangen, nachdem der Arbeitgeber einer Verringerung zugestimmt oder diese berechtigt abgelehnt hat (§ 8 Abs. 6 TzBfG).

1.6.3 Arbeit auf Abruf

Teilzeitbeschäftigte Arbeitnehmer können im Rahmen des § 12 Abs. 1, 2 TzBfG mit ihrem Arbeitgeber vereinbaren, dass lediglich eine bestimmte tägliche und wöchentliche Arbeitszeitdauer zu leisten ist, ohne die Arbeitszeit näher zu bestimmen. Hier ist der Arbeitgeber einseitig berechtigt zu bestimmen, an welchen Tagen und zu welcher Zeit der Arbeitnehmer innerhalb der Woche seine Arbeitszeit zu erbringen hat. Der Arbeitnehmer ist nur zur Arbeitsleistung verpflichtet, wenn der Arbeitgeber ihm die Lage seiner Arbeitszeit jeweils mindestens vier Tage im Voraus mitteilt. Wenn die Dauer der täglichen Arbeitszeit nicht festgelegt ist, hat der Arbeitgeber die Arbeitsleistung des Arbeitnehmers jeweils für mindestens drei aufeinander folgende Stunden in Anspruch zu nehmen. Durch Tarifvertrag kann zuungunsten des Arbeitnehmers abgewichen werden.

1.6.4 Geringfügige Beschäftigung

Teilzeitbeschäftigt ist auch ein Arbeitnehmer, der eine geringfügige Beschäftigung nach § 8 Abs. 1 Nr. 1 des Vierten Buches Sozialgesetzbuch – SGB IV ausübt. Arbeitsrechtlich haben geringfügig Beschäftige die gleichen Rechte wie alle anderen Arbeitnehmer. Ein Vorteil einer geringfügigen Beschäftigung besteht u. a. für den Arbeitnehmer in der sozialversicherungs- und steuerrechtlichen Behandlung („Brutto gleich Netto").

Bei geringfügigen Beschäftigungen ist zu unterscheiden, ob die Geringfügigkeit der Tätigkeit auf Entgelt- (nicht mehr als z. Zt. 400 EUR im Monat) oder Zeitgeringfügigkeit (zwei Monate bzw. 50 Arbeitstage innerhalb eines Kalenderjahres) beruht.

Aus Arbeitgebersicht entstehen Vor- und Nachteile aus geringfügigen Beschäftigungsverhältnissen. Der Einsatz geringfügig Beschäftigter ist deshalb eine strategische Unternehmensentscheidung.

Vorteile:
- Arbeitnehmerbindung,
- Instrument der Personalgewinnung,
- Senkung von Fluktuations- und damit Personalkosten.

Nachteile:
- Schwierigkeiten bei Wissensbildung und Wissenstransfer – Stichwort Qualitätssicherung,
- mangelnde Identifikation mit dem Unternehmensleitbild (Pflegeleitbild/Pflegeverständnis und dem Organisationskonzept),
- schwierige Integration,
- immer noch hoher bürokratischer Aufwand für den Arbeitgeber.

Nach dem Entgeltfortzahlungsgesetz haben alle Arbeitnehmer Anspruch auf Fortzahlung ihres regelmäßigen Arbeitsentgelts durch den Arbeitgeber bis zu sechs Wochen, wenn sie unverschuldet durch Arbeitsunfähigkeit infolge Krankheit an der Arbeitsleistung verhindert sind. Dieser Anspruch steht auch den geringfügig (teilzeit-)beschäftigten Arbeitnehmern zu. Viele Arbeitgeber vereinbaren, entweder über arbeitsvertragliche Regelung oder Tarif- bzw. Betriebsvereinbarung, dass geringfügig entlohnte Beschäftigte schon ab dem ersten Tag der Arbeitsunfähigkeit eine ärztliche Arbeitsunfähigkeitsbescheinigung vorzulegen haben. Das Bundesurlaubsgesetz garantiert jedem Arbeitnehmer einen Mindesturlaub von vier Wochen. Gewährt der Arbeitgeber vollzeitbeschäftigten Arbeitnehmern höhere Urlaubsansprüche (z. B. sechs Wochen), dürfen aufgrund des Gleichbehandlungsgebots geringfügig (teilzeit-)beschäftigte Arbeitnehmer ohne sachlichen Grund nicht benachteiligt werden.

1.6.5 Rahmenvereinbarung mit Tagesaushilfen

Eine Rahmenvereinbarung gibt nur die Bedingungen der erst noch abzuschließenden, auf den jeweiligen Einsatz befristeten Arbeitsverträge wieder, begründet selbst aber keine Verpflichtung zur Arbeitsleistung und ist deshalb kein Arbeitsvertrag (vgl. BAG-Urteil v. 31.07.2002, 7 AZR 181/01). In ihr können z. B. folgende Regelungen vereinbart werden:

- Bereitschaft des Arbeitgebers, den Arbeitnehmer in eine Liste der Interessenten für zeitweilige Arbeitseinsätze aufzunehmen,
- Hinweis, dass der Arbeitgeber zu Beschäftigungsangeboten nicht verpflichtet ist,
- Hinweis, dass der Arbeitnehmer nicht zur Annahme der Beschäftigungsangebote verpflichtet ist,
- Hinweis, dass ein Dauerteilzeitverhältnis, auch in Form eines Abrufverhältnisses, nicht begründet werden soll,
- Grundsätze der Vergütung, z. B. die Bezugnahme auf einen Tarifvertrag,
- Vorlage einer ärztlichen Arbeitsunfähigkeitsbescheinigung ab dem ersten Krankheitstag.

Wichtiger Hinweis: Dienstplanverantwortliche und Tagesaushilfen mit Rahmenvereinbarung, aber auch geringfügig Beschäftigte, müssen genau informiert werden, wie hoch die monatliche Arbeitszeitleistung bei Entgeltgeringfügigkeit ist. Die zu leistende Arbeitszeit verringert sich bspw. bei Tarifsteigerungen entsprechend, wenn eine Bezugnahme auf einen Tarifvertrag vereinbart wurde. Überschreitet das Arbeitsentgelt die Geringfügigkeitsgrenze von zurzeit 400 EUR, so tritt vom Tag des Überschreitens an Versicherungspflicht in allen Zweigen der Sozialversicherung ein (im Bereich von 400,01 EUR bis 800 EUR gemäß den Regelungen zur Gleitzone).

2 Pflichten des Arbeitnehmers aus dem Arbeitsvertrag

2.1 Arbeitsleistung als Hauptpflicht

Die Hauptpflicht des Arbeitnehmers aus dem Arbeitsvertrag ist die persönliche Erbringung von Arbeitsleistung für den Arbeitgeber (vgl. §§ 611 und 613 BGB). Dabei schuldet der Arbeitnehmer hinsichtlich der Arbeitsleistung keinen konkreten Arbeitserfolg. In Bezug auf die Leistungsqualität legt die Rechtsprechung einen *subjektiven Leistungsmaßstab* zugrunde. Der Arbeitgeber kann lediglich die Leistung verlangen, die der Arbeitnehmer nach angemessener Anpassung seiner geistigen und körperlichen Kräfte auf Dauer ohne Gefährdung seiner Gesundheit erbringen kann. Dies bedeutet aber nicht, dass der Arbeitnehmer keine professionellen Standards einhalten muss. Der Arbeitnehmer muss sorgfältig arbeiten und professionelle Standards einhalten. Daraus folgt, dass der Arbeitnehmer sich weiterbilden muss. Der Arbeitgeber fördert demgegenüber den Arbeitnehmer bei Fort- und Weiterbildungsmaßnahmen.

 Wichtiger Hinweis: Der Arbeitsvertrag sollte eine gute Umschreibung und Definition der mit dem Arbeitnehmer vereinbarten Position enthalten, die ergänzenden Anforderungen sollten in einer aktuellen *Stellenbeschreibung* benannt werden.

2.2 Art, Ort und Umfang der Arbeitspflicht

2.2.1 Art der Arbeitsleistung (Tätigkeit)

Die Art der Arbeitsleistung wird durch die zu erbringende Tätigkeit umschrieben, die sich aus dem Arbeitsvertrag ergibt. Konkretisiert wird die zu leistende Tätigkeit durch das Direktionsrecht des Arbeitgebers. Wird im Arbeitsvertrag ein konkretes Berufsbild festgelegt, dann ist der Arbeitnehmer auch nur zu solchen Leistungen verpflichtet, die diesem Berufsbild entsprechen. Das bedeutet, je enger die zu leistende Tätigkeit im Arbeitsvertrag definiert ist, desto weniger Raum verbleibt für die Konkretisierung der Art der Leistung im Wege des Direktionsrechts.

 Wichtiger Hinweis: In den Arbeitsvertrag sollte grundsätzlich ein sogenannter Änderungsvorbehalt auf die zu leistende Tätigkeit aufgenommen werden.

Vorübergehende gänzlich andere Tätigkeiten zählen zur Arbeitspflicht bei dringendem Vertretungsbedarf (z. B. bei Krankheit) oder bei betrieblichen Ausnahmesituationen (*Treuepflicht des Arbeitnehmers*).

2.2.2 Arbeitszeit

Nach § 2 Abs. 1 ArbZG ist Arbeitszeit die Zeit von Beginn bis zum Ende der Arbeit ohne Ruhepausen. Nach Art. 2 Abs. 1 EU (Arbeitszeit-)Richtlinie 2003/88 ist Arbeitszeit jede Zeitspanne, während der ein Arbeitnehmer arbeitet, dem Arbeitgeber zur Verfügung steht und seine Tätigkeit ausübt oder Aufgaben wahrnimmt. Der Umfang der geschuldeten Arbeitszeit wird im Arbeitsvertrag bzw. im Tarifvertrag sowie bei entsprechenden Öffnungsklauseln, in Betriebsvereinbarungen festgelegt. Die Lage der Arbeitszeit wird im Arbeitsvertrag meist nicht festgelegt, somit kann der Arbeitgeber diese im Rahmen seines Direktionsrechts einseitig bestimmen. Eine einseitige Änderung der bisherigen Arbeitszeit durch den Arbeitgeber ist ausnahmsweise nicht möglich, wenn vertraglich vereinbart ist, dass die Lage der Arbeitszeit dauerhaft verbindlich sein soll.

Seit dem 1. Januar 2004 gelten auch Bereitschaftsdienst und Arbeitsbereitschaft als Arbeitszeit. Mit dieser Änderung wird der Rechtsprechung des Europäischen Gerichtshofes Rechnung getragen. Allein bei der Rufbereitschaft wird lediglich die Zeit der tatsächlichen Inanspruchnahme als Arbeitszeit gewertet.

Begriffsbestimmung: Bereitschaftsdienst (in Abgrenzung zur Vollarbeitszeit)
Bereitschaftsdienst ist die Zeit, die sich ein Arbeitnehmer auf Anordnung des Arbeitgebers außerhalb der regelmäßigen Arbeitszeit an einer vom Arbeitgeber bestimmten Stelle aufhalten muss, ohne sich notwendig im Zustand wacher Achtsamkeit zu befinden, um seine Arbeit auf Abruf unverzüglich aufzunehmen. Die vom Arbeitgeber festzulegende Stelle, an der sich der Arbeitnehmer aufzuhalten hat, um im Bedarfsfall die Arbeit aufzunehmen, kann auch die eigentliche Arbeitsstelle sein. Der Arbeitgeber darf Bereitschaftsdienst nur anordnen, wenn zu erwarten ist, dass Arbeit anfällt, erfahrungsgemäß die Zeit ohne Arbeitsleistung aber überwiegt.

 Wichtiger Hinweis: Arbeitszeiten oberhalb einer **Inanspruchnahme von durchschnittlich 70 %** pro Stundenintervall werden als Vollarbeitszeit bewertet (vgl. **Abb. 4**). Der Durchschnittswert ist durch Erhebungen der Inanspruchnahme im Bereitschaftsdienst über einen Zeitraum von drei Monaten (alle zwei Jahre) zu ermitteln. Insbesondere sind noch die tariflichen Regelungen zur durchschnittlichen Inanspruchnahme im Bereitschaftsdienst zu berücksichtigen. Dieser liegt in den meisten Tarifverträgen bei einem Durchschnittswert von 49 % Inanspruchnahme.

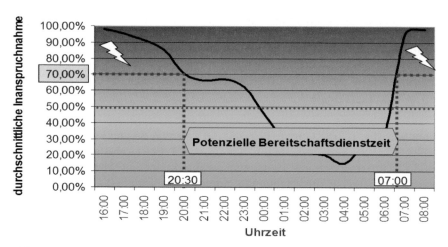

Abb. 4: Ermittlung der Bereitschaftsdienstschwelle (Inanspruchnahmeprofil).
(Quelle: Arbeitszeitberatung Dr. Hoff Weidinger Hermann 2009)

Der Arbeitgeber darf Bereitschaftsdienst auch anordnen, obgleich er aus der Erfahrung heraus weiß, dass der betreffende Arbeitnehmer oftmals ohne Unterbrechung über das Ende der regulären Arbeitszeit hinaus noch während der Bereitschaftsdienstzeit weiterarbeiten muss, sofern gewährleistet ist, dass die Zeiten der tatsächlichen Inanspruchnahme nicht mehr als die Hälfte des gesamten Bereitschaftsdienstes ausmachen (vgl. BAG-Urteil vom 25.04.2007, 6 AZR 799/06).

„Der Bereitschaftsdienst setzt auch nicht voraus, dass nur unvorhergesehene Arbeiten anfallen und nur für solche die Arbeitsleistung abgerufen wird. Das Tatbestandsmerkmal im Bedarfsfall ist vielmehr auch dann als erfüllt anzunehmen, wenn von vornherein feststeht, dass für diese Arbeiten ein Bedarf bestehen wird" (BAG-Urteil vom 25.04.2007, 6 AZR 799/06).

Die Berechnung des Bereitschaftsdienstes, d. h. die Festlegung der **Bereitschaftsdienststufen** hat nur den Sinn, die Arbeitsleistung innerhalb der Bereitschaftsdienstzeit hinsichtlich der Vergütung zu bewerten. In Tarifverträgen wird die prozentuale Bewertung der Stufen zur Vergütung des Bereitschaftsdienstes vereinbart. Die Bewertung der Bereitschaftsdienststufen soll durch eine Inanspruchanalyse in regelmäßigen Abständen über drei bis sechs Monate (z. B. alle zwei bis drei Jahre) überprüft werden. Die Berechnung der Bereitschaftsdienste erfolgt aufgrund der **durchschnittlich anfallenden Arbeitsleistung** und der **Anzahl der im Kalendermonat geleisteten Bereitschaftsdienste**.

Bereitschaftsdienststunden werden nach dem tariflichen Prozentschlüssel in zu vergütende Arbeitszeit (vgl. **Tab. 2 und 3**) nach zwei Kriterien bewertet/beurteilt:

a) **Umfang** der erfahrungsgemäß bzw. durch Inanspruchanalyse **durchschnittlich anfallenden Arbeitszeit** und (bzw. plus)
b) **Häufigkeit der geleisteten Bereitschaftsdienste.**

Tab. 2: Bereitschaftsdienststufen (Beispiele)

Stufe	Arbeitsleis-tung	Bewertung als Arbeitszeit	a) Zuschlag für BD-Anzahl/Monat	b) Zuschlag für BD-Anzahl/Monat
A od. I	15–25 %	25 %	1.–8. BD = + 25 %	9.–12. BD = + weitere 20 %
B od. II	25–40 %	40 %	1.–8. BD = + 35 %	9.–12. BD = + weitere 15 %
C od. III	40–49 %	50 %	1.–8. BD = + 40 %	9.–12. BD = + weitere 10 %

Der Häufigkeitszuschlag a) bzw. b) in **Tabelle 2** wird als Ausgleich für die Freizeiteinschränkung im Bereitschaftsdienst vergütet. Vor allem in Tarifverträgen werden meist die Bewertungen in einer Stufe zusammengefasst (vgl. **Tab. 3**).

Tab. 3: Vergleich Bereitschaftsdienststufen des TVöD-K und eines Haustarifvertrags

Stufen TVöD-K	Arbeitsleis-tung	Bewertung als Arbeits-zeit	Stufen Haustarif	Arbeitsleistung	Bewertung als Arbeits-zeit
I	bis 25 %	60 %	A	bis zu 20 %	45 %
II	> 25–40 %	75 %	B	bis zu 30 %	60 %
III	> 40–49 %	90 %	C	bis zu 49 %	80 %

Die bewertete Arbeitszeit kann sowohl in Geld als auch in Freizeit gewährt werden. Oftmals wird in der Praxis eine Kombination aus Freizeitausgleich und Vergütung vereinbart.

Begriffsbestimmung: Arbeitsbereitschaft
Die Rechtsprechung definiert Arbeitsbereitschaft als „Zeit wacher Achtsamkeit im Zustand der Entspannung" (BAG). Der Arbeitnehmer ist an der Arbeitsstelle anwesend und jederzeit bereit, selbst in den Arbeitsablauf einzugreifen.

In der Praxis ist Arbeitsbereitschaft im Krankenhaus kaum anzutreffen. Arbeitsbereitschaft unterscheidet sich gegenüber dem Bereitschaftsdienst dadurch, dass sie eine Verlängerung der regelmäßigen Arbeitszeit darstellt. Bereitschaftsdienst und Rufbereitschaft werden dagegen außerhalb der regelmäßigen Arbeitszeit geleistet. Arbeitsbereitschaft bedeutet also gegenüber der Vollarbeitszeit eine geringere Inanspruchnahme (geringere Arbeitsleistung). Wie Bereitschaftsdienst darf auch Arbeitsbereitschaft nicht als Ersatz für Ruhepausen angeordnet werden, da beide schutzrechtlich als Arbeitszeit zu werten sind. Die Vergütung der Arbeitsbereitschaft wird in Tarifverträgen vereinbart.

Begriffsbestimmung: Rufbereitschaft

Rufbereitschaftsdienst ist die Zeit, die sich ein Arbeitnehmer auf Anordnung des Arbeitgebers außerhalb der regelmäßigen Arbeitszeit an einem *grundsätzlich vom Arbeitnehmer selbst gewählten Ort* zur Arbeit bereithält, um im Bedarfsfall auf Abruf die Arbeit aufzunehmen. Der Arbeitnehmer muss dem Arbeitgeber seinen Aufenthaltsort anzeigen und jederzeit erreichbar sein. Rufbereitschaft an sich ist als Ruhezeit zu bewerten, sie zählt nicht als Arbeitszeit. Wird der Arbeitnehmer in dieser Zeit in Anspruch genommen, handelt es sich um Arbeitszeit.

Der Arbeitgeber kann den Arbeitnehmer innerhalb der Rufbereitschaft nicht einseitig zu einer bestimmen Abrufzeit (Aufnahme der Arbeit) am Beschäftigungsort verpflichten. Ist der Arbeitgeber aus betrieblichen Gründen darauf angewiesen, dass der Arbeitnehmer innerhalb einer bestimmten Frist die Arbeit aufnimmt (z. B. für Notfälle), so muss er andere Arbeitszeitregelungen anordnen (z. B. Bereitschaftsdienst). Das Bundesarbeitsgericht hat bereits im Jahr 2002 hierzu ein entsprechendes Urteil erlassen:

„Der Kläger ist nicht verpflichtet, bei Rufbereitschaft die Arbeit innerhalb von 20 Minuten nach Abruf aufzunehmen. … Die Beklagte [ist] nicht berechtigt, eine genaue Zeitspanne festzulegen, in welcher die Arbeit nach Abruf längstens aufzunehmen ist. … Zwischen dem Abruf und der Arbeitsaufnahme [darf] nur eine solche Zeitspanne liegen, dass hierdurch der Einsatz nicht gefährdet wird und im Bedarfsfall die Arbeitsaufnahme gewährleistet ist. … Dies bedeutet, dass sich der Aufenthaltsort des Arbeitnehmers noch in einer Entfernung von der Arbeitsstelle befinden muss, die es ihm gestattet, diese in angemessen kurzer Zeit zu erreichen. Der Arbeitnehmer darf sich nicht in einer Entfernung vom Arbeitsort aufhalten, die dem Zweck der Rufbereitschaft zuwiderläuft. … Dadurch soll eine Gefährdung des Einsatzes durch lange Wegezeiten vermieden werden. Dies kann zwar unter Umständen zur Folge haben, dass sich der Mitarbeiter bei Rufbereitschaft nicht zu Hause aufhalten kann, dann nämlich, wenn seine Wohnung so weit vom Arbeitsort entfernt liegt, dass die Arbeitsaufnahme in angemessen kurzer Zeit nicht möglich ist und der Einsatz deshalb gefährdet wäre. … Ein solcher Fall liegt jedoch nicht schon dann vor, wenn der Arbeitsplatz von der Wohnung des Mitarbeiters, wie hier, in ca. 25 bis 30 Minuten erreichbar ist. Wegezeiten in dieser Größenordnung sind nicht unüblich und deshalb vom Arbeitgeber auch bei Rufbereitschaft, die herkömmlicherweise überwiegend zu Hause geleistet wird, generell hinzunehmen" (BAG-Urteil v. 31.01.2002 – 6 AZR 214/00).

Die Vergütung der Rufbereitschaft wird in Tarifverträgen vereinbart. Zu unterscheiden ist die inaktive oder passive Rufbereitschaftszeit (ohne Anwesenheit im Betrieb) von der aktiven Rufbereitschaft mit Anwesenheitszeit im Betrieb. Die Zeit der inaktiven Rufbereitschaft an sich wird zusätzlich über eine Pauschale zum Einkommen vergütet. Der Einsatz (Anwesenheitszeit) wird als Überstunden gewertet und entsprechend vergütet. Möglicherweise fallen darüber hinaus Zeitzuschläge wie Nacht- und/oder Sonn- und Feiertagszuschläge an. Als variabler Lohnbestandteil ist diese Form der Überstunden bzw. Zuschläge bei der Urlaubsvergütung zu berücksichtigen. Ein Ausgleich durch Freizeit wird in den meisten Tarifverträgen nicht vereinbart.

Nach der Rechtsprechung liegt Rufbereitschaft **nicht** vor, wenn der Arbeitnehmer unmittelbar im Anschluss an die Regelarbeitszeit zur Arbeit herangezogen wird, weil für die Zeit Rufbereitschaft geplant war. Es handelt sich hier um geleistete Überstunden.

 Wichtiger Hinweis: Eine Rufbereitschaft wird nur bei einer Inanspruchnahme von < 30 % pro Stundenintervall als Rufbereitschaft bewertet. Der Durchschnittswert ist durch Erhebungen der Inanspruchnahme der Rufbereitschaft über einen Zeitraum von drei Monaten (alle zwei Jahre) zu ermitteln. Insbesondere sind die tariflichen Regelungen zur durchschnittlichen Inanspruchnahme in der Rufbereitschaft zu berücksichtigen. Diese liegt in den meisten Tarifverträgen bei einem Durchschnittswert von 15 % Inanspruchnahme.

Wege- und Umkleidezeiten
Grundsätzlich nicht zur Arbeitszeit gehören die **Wegezeiten**, die ein Arbeitnehmer von seiner Wohnung zum Betrieb und wieder zurück benötigt. Ausnahmen gelten bei Dienstreisen und bei Fällen, in denen der Arbeitnehmer die Arbeit von seiner Wohnung aus aufnimmt oder die Wegezeiten über Tarifvertrag oder Betriebsvereinbarung geregelt sind (bspw. Wegezeiten bei der Rufbereitschaft).

Grundsätzlich nicht zur Arbeitszeit gehören auch **Umkleidezeiten** des Arbeitnehmers. Ob Umkleidezeiten zur Arbeitszeit gehören, ist aber davon abhängig, ob diese Tätigkeiten ausschließlich dem Bedürfnis des Arbeitgebers dienen (BAG, Beschluss v. 10.11.2009, 1 ABR 54/08). Dies ist regelmäßig der Fall, *wenn die Dienstkleidung zwingend* im Betrieb anzulegen ist, dort nach Beendigung der Tätigkeit zu verbleiben hat und der Arbeitnehmer aus arbeitsschutzrechtlichen Gründen ohne die Arbeitskleidung die Arbeit überhaupt nicht aufnehmen darf. Auch in Tarifverträgen bzw. in Betriebsvereinbarungen können Regelungen zur Umkleide- oder Rüstzeit vereinbart werden. So sieht beispielsweise der TVöD zurzeit keine Vergütung für Umkleidezeiten vor. Ob hier für Umkleidezeiten eine Vergütung vom Arbeitnehmer erwartet werden darf, muss, bis eine höchstrichterliche BAG-Entscheidung ergeht, abgewartet werden.

2.2.3 Arbeitsort

Der Arbeitsort wird im Arbeitsvertrag festgelegt. Hat ein Unternehmen mehrere Betriebe an unterschiedlichen Standorten, wird meist eine Betriebsstätte im Vertrag benannt. Es können aber auch wechselnde Arbeitsorte vereinbart werden oder es wird nur der Firmenname (bei mehreren Standorten) im Arbeitsvertrag festgehalten. Sofern also keine entgegenstehenden Vereinbarungen getroffen wurden, ist in den Grenzen billigen Ermessens die Zuweisung des

Arbeitsortes vom allgemeinen Direktionsrecht gedeckt. Dies gilt ebenso für die Zuweisung in eine andere Abteilung.

 Wichtiger Hinweis: In den Arbeitsvertrag sollte, insbesondere bei Unternehmen mit mehreren Standorten, grundsätzlich eine sogenannte Versetzungsklausel aufgenommen werden.

Auch in Tarifverträgen können Vereinbarungen über die Zuweisung, Versetzung oder Abordnung eines Mitarbeiters vereinbart werden. Im TVöD werden die o. g. Begriffe einzeln geregelt und definiert.

2.2.4 Mitbestimmungsrechte

Bei den Leistungspflichten des Arbeitnehmers sind nach dem Betriebsverfassungsgesetz folgende Regelungen wichtig:

I. § 87 Abs. 1 Nr. 1 BetrVG
Mitbestimmung bei Fragen der Ordnung des Betriebs und des Verhaltens der Arbeitnehmer im Betrieb. Dem Betriebsrat soll die Teilhabe an der Gestaltung des betrieblichen Zusammenlebens ermöglicht werden. Das BAG unterscheidet dieses sogenannte Ordnungsverhalten vom nicht mitbestimmten Arbeitsverhalten.

II. § 87 Abs. 1 Nr. 2 BetrVG
Mitbestimmung von Beginn und Ende der täglichen Arbeitszeit einschließlich der Pausen sowie Verteilung der Arbeitszeit auf die einzelnen Wochentage. Zweck der Mitbestimmung ist es, die Arbeitnehmer über den Betriebsrat an der Entscheidung über die Lage ihrer Arbeitszeit teilhaben zu lassen. Ob darüber hinaus auch die Dauer der wöchentlichen Arbeitszeit der Mitbestimmung unterliegt, ist zwar in der Lehre umstritten, wird aber vom Bundesarbeitsgericht in ständiger Rechtsprechung eindeutig verneint (z. B. BAG, Beschluss v. 15.05.2007, 1 ABR 32/06).

 Wichtiger Hinweis: Ein Mitbestimmungsrecht besteht für die Erstellung von Dienstplänen.

III. § 87 Abs. 1 Nr. 3 BetrVG
Mitbestimmung bei vorübergehender Verkürzung (Kurzarbeit) oder Verlängerung (Überstunden) der betriebsüblichen Arbeitszeit. „Vorübergehend" bedeutet, dass die Veränderung einen überschaubaren Zeitraum betrifft und nicht auf Dauer angelegt ist, sodass anschließend wieder der betriebsübliche Umfang der Arbeitszeit gelten soll.

IV. § 99 Abs. 1 bis 4 BetrVG
Der Betriebsrat hat Mitbestimmungsrechte bei personellen Einzelmaßnahmen. In Unternehmen mit i. d. R. mehr als *20 wahlberechtigten Arbeitneh-*

mern hat der Arbeitgeber den Betriebsrat vor jeder Einstellung, Eingruppierung, Umgruppierung und Versetzung zu unterrichten und die Zustimmung des Betriebsrats einzuholen. Der betriebsverfassungsrechtliche Begriff der Versetzung in § 99 Abs. 1 S. 1 BetrVG ist versteckt in § 95 Abs. 3 BetrVG definiert, der sich primär mit den Auswahlrichtlinien befasst. Danach ist **Versetzung** im Sinne des Gesetzes die Zuweisung eines anderen Arbeitsbereichs, die voraussichtlich die Dauer eines Monats überschreitet oder die mit einer erheblichen Änderung der Arbeitsumstände verbunden ist. Eine erhebliche Änderung der Arbeitsumstände ist jedoch schon dann gegeben, wenn sich die Wegezeit, auch wegen schlechterer Verkehrsverbindungen, infolge des Betriebswechsels nicht unerheblich verlängert (BAG, Beschluss v. 08.08.1989, 1 ABR 63/88).

 Wichtiger Hinweis: Eine Versetzung – und damit das Zustimmungserfordernis – liegt nicht vor, wenn der Wechsel der Tätigkeit oder des Einsatzortes vereinbart ist (§ 95 Abs. 3 S. 2 BetrVG) oder der Wechsel voraussichtlich nicht länger als einen Monat dauert (BAG, Beschl. v. 23.06.2009 – 1 ABR 23/08). Teilen Sie dem Betriebsrat eine Versetzung immer mit, denn der Betriebsrat hat in jedem Fall einen Anspruch auf umfassende Unterrichtung, um selbst prüfen zu können, ob ein Mitbestimmungsrecht vorliegt oder nicht (§ 80 Abs. 2 BetrVG). Ändern sich Gegenstand und Inhalt der Arbeitsaufgaben, ist ein Wechsel der Tätigkeit immer nach § 99 BetrVG mitbestimmungspflichtig.

Eine vorformulierte (Änderungs-)Klausel (gemäß §§ 305 Abs. 1, 307 Abs. 1 S. 1, Abs. 2 Nr. 1 BGB, 106 Satz 1 GewO), nach der ein Arbeitgeber eine andere als die vertraglich vereinbarte Tätigkeit einem Arbeitnehmer „falls erforderlich" und nach „Abstimmung der beiderseitigen Interessen" einseitig zuweisen kann, ist jedenfalls dann als unangemessene Benachteiligung i. S. v. § 307 BGB anzusehen, wenn nicht gewährleistet ist, dass die Zuweisung eine mindestens gleichwertige Tätigkeit zum Gegenstand hat (BAG Urteil v. 09.05.2006, NZA 2007, 145).

Begriffsbestimmung: Kurzarbeit

Die Kurzarbeit ist der Hauptfall der vorübergehenden Verkürzung der Arbeitszeit. Das Mitbestimmungsrecht erstreckt sich auf die Frage, ob und in welchem Umfang Kurzarbeit eingeführt werden soll. Ebenfalls mitbestimmungspflichtig ist die Frage, wie die verbleibende Arbeitszeit auf die einzelnen Wochentage verteilt werden soll. Die Einführung von Kurzarbeit bedarf einer Ermächtigungsgrundlage. Der Arbeitgeber kann Kurzarbeit nicht aufgrund seines Direktionsrechts einführen. Häufig findet sich die Rechtsgrundlage in Tarif- oder Arbeitsverträgen. Die herrschende Meinung ist, dass auch eine entsprechende Betriebsvereinbarung eine ausreichende Rechtsgrundlage für die Kurzarbeit darstellt (BAG, Urteil v. 12.10.1994, 7 AZR 398/93; vgl. auch Heise et al. 2008).

Begriffsbestimmung: Überstunden

Unter Überstunden wird allgemein die Arbeitszeit verstanden, die über die Arbeitszeit, die nach dem Tarifvertrag oder nach dem Einzelarbeitsvertrag zu leisten ist, hinausgeht.

Beispiel einer Formulierung in Tarifverträgen: Überstunden sind die auf Anordnung geleisteten Arbeitsstunden, die über die im Rahmen der regelmäßigen Arbeitszeit von Vollzeitbeschäftigten für die Woche (Woche = Montag 00:00 Uhr bis Sonntag 24:00 Uhr) dienstplanmäßig bzw. betriebsübliche festgelegten Arbeitsstunden hinausgehen (vgl. § 7 Abs. 7 TVöD-AT).

Bei flexibler Arbeitszeit ist eine Überstunde dann gegeben, wenn der Rahmen überschritten wird, der für die regelmäßige Arbeitszeit vereinbart oder festgelegt wurde. Geringfügige Überschreitungen zählen, soweit sie noch Bagatellcharakter haben, nicht dazu. Im Arbeitsverhältnis können Überstunden nur dann verlangt werden, wenn es eine entsprechende Vereinbarung im Arbeitsvertrag gibt oder ein Tarifvertrag die Voraussetzungen regelt. Darüber hinaus kann der Arbeitnehmer nach Treu und Glauben (als vertragliche Nebenpflicht aus dem Arbeitsverhältnis) zur Ableistung von Überstunden verpflichtet sein (vgl. Heise et al. 2008).

Kein Mitbestimmungsrecht besteht nach § 87 Abs. 1 Nr. 3 BetrVG für den Abbau von Überstunden durch den Arbeitgeber (BAG, Urteil v. 25.10.1977, 1 AZR 452/74).

Eine einseitige Reduzierung der Arbeitszeit ist weder für den Arbeitnehmer noch den Arbeitgeber möglich. Das Gleiche gilt grundsätzlich auch für die Erhöhung der Arbeitszeit durch Anordnung von Über- oder Mehrarbeit. In Arbeitsverträgen wird aus diesem Grund meist folgende Regelung vereinbart:

- Festlegung der durchschnittlichen Arbeitszeit,
- ausdrückliche Regelung zur Leistung von Über- oder Mehrarbeit,
- ausdrückliche Regelung zur Leistung von Rufbereitschaft und Bereitschaftsdiensten,
- Verweis auf einen Tarifvertrag.

Werden Überstunden geleistet, sind diese grundsätzlich zu vergüten, es sei denn, es wurde eine Abgeltung durch Freizeit bzw. keine Abgeltung vereinbart. Auch hier wird regelmäßig auf bestehende Vereinbarungen im Arbeitsvertrag verwiesen.

 Wichtiger Hinweis: Wird vom Arbeitnehmer eine Vergütung für geleistete Überstunden gefordert und werden diese vom Arbeitgeber bestritten, dann muss der Arbeitnehmer im Einzelnen darlegen und beweisen, zu welchem Zeitpunkt er Überstunden abgeleistet haben will. Zudem muss der Arbeitnehmer darlegen, dass Überstunden vom Arbeitgeber angeordnet worden sind oder zur Erledigung der ihm obliegenden Arbeit notwendig waren oder vom Arbeitgeber gebilligt oder geduldet worden sind (BAG NZA 2002, 1340).

Begriffsbestimmung: Mehrarbeit

Bei *Teilzeitbeschäftigten* ist zu beachten, dass es sich bei der über die Arbeitszeit hinausgehenden geleisteten Arbeit zunächst um (Mehr-)Arbeitsstunden und nicht um Überstunden handelt. Überstunden fallen erst an, wenn sie über die im Rahmen der regelmäßigen Arbeitszeit zu leistenden Stunden eines Vollzeitbeschäftigten hinausgehen. Wurde in einem Tarifvertrag oder in einer Betriebsvereinbarung/Dienstvereinbarung geregelt, dass Teilzeitbeschäftigte nur im gegenseitigen Einverständnis zu Mehrarbeit (Überstunden) herangezogen werden dürfen, ist diese Vereinbarung verbindlich umzusetzen.

Das Thema Überstunden und Mehrarbeit ist generell gut geeignet für Rahmenvereinbarungen (Betriebsvereinbarungen) mit dem Betriebsrat.

2.3 Nichterfüllung der Arbeitspflicht

Wird die vom Arbeitnehmer geschuldete Arbeitsleistung nicht zum vereinbarten Termin erbracht, verliert er grundsätzlich für diesen Zeitraum seinen Vergütungsanspruch (Grundsatz „ohne Arbeit kein Lohn"). Darüber hinaus ist der Arbeitgeber berechtigt:

- Abmahnung oder Kündigung des Arbeitsverhältnisses auszusprechen,
- Schadensersatz wegen Pflichtverletzung nach § 280 BGB einzufordern.

Der Arbeitnehmer hat lediglich ein Leistungsverweigerungsrecht (§ 275 BGB), wenn ihm die Arbeitsleistung nach Abwägung der beiderseitigen Interessen nicht zumutbar ist. Unzumutbarkeit liegt vor, wenn:

- Gefahr für Leib, Leben und Gesundheit des Arbeitnehmers besteht,
- anzuerkennende persönliche oder familiäre Gründe vorliegen (z. B. Gerichtstermin, Versorgung von Angehörigen),
- der Arbeitnehmer Gewissensgründe anführt.

Voraussetzungen und Rechtsfolgen aus der Leistungsverweigerung eines Arbeitnehmers aus Gewissens-, religiösen, gesundheitlichen oder familiären Gründen können durch Arbeitsgerichte überprüft und entschieden werden.

2.4 Entgeltfortzahlung ohne Arbeitsleistung

2.4.1 Entgeltfortzahlung bei persönlicher Verhinderung

Der Arbeitnehmer verliert den Anspruch auf Vergütung nicht, wenn er für eine verhältnismäßig nicht erhebliche Zeit durch einen in seiner Person liegenden

Grund oder ohne Verschulden an der Dienstleistung verhindert ist. Dabei wird die Verhältnismäßigkeit nach § 616 BGB vom Arbeitsgericht überprüft und entschieden. Wird der Ausfall durch Dritte vergütet (z. B. Krankenversicherung, Unfallversicherung), muss der Arbeitnehmer sich dies anrechnen lassen.

Der Anspruch auf Entgeltfortzahlung gemäß § 616 BGB ist dispositiv. Das bedeutet, dass der Anspruch durch Arbeitsvertrag oder Tarifvertrag ausgeschlossen werden kann. In Tarifverträgen werden aus diesem Grund unterschiedliche Regelungen zur Entgeltfortzahlung bei persönlicher Verhinderung vereinbart (z. B. *Arbeitsbefreiung* bei Todesfällen, Dienstjubiläum, Heirat, Geburt etc.).

2.4.2 Urlaub

Jeder Arbeitnehmer hat nach § 1 und 3 BUrlG in jedem Kalenderjahr Anspruch auf mindestens 24 Werktage bezahlten Erholungsurlaub. Bei einer 5-Tage-Woche sind dies 20 Urlaubstage (24/6 x 5 = 20). Eine Abweichung hiervon ist nur *zugunsten* des Arbeitnehmers möglich (vgl. § 13 Abs. 1 BUrlG). In Tarifverträgen werden häufig höhere Jahresurlaubsansprüche vereinbart.

2.4.3 Entgeltfortzahlung im Krankheitsfall

Das Gesetz über die Zahlung des Arbeitsentgelts an Feiertagen und im Krankheitsfall (Entgeltfortzahlungsgesetz EFZG) gilt einheitlich für alle Arbeitnehmer. Das Gesetz ist mit Ausnahme des § 4 Abs. 4 EFZG nicht dispositiv, kann also zu nicht zuungunsten von Arbeitnehmern vereinbart werden. Ist der Arbeitnehmer infolge *unverschuldeter Krankheit* arbeitsunfähig und kann deshalb die geschuldete Arbeitsleistung nicht erbringen, ist das Entgelt für die Dauer von 6 Wochen fortzuzahlen (Weiteres unter § 3 Abs. 1–3 EFZG).

Die Höhe des Entgelts richtet sich nach dem sogenannten *Lohnausfallprinzip*. Dies bedeutet, der Arbeitnehmer bekommt das, was er regelmäßig verdient. Im Tarifrecht werden ergänzende Vereinbarungen über das Entgelt im Krankheitsfall und Nachweispflichten getroffen (z. B. Entgeltfortzahlung und Krankengeldzuschuss), zudem werden oft gesetzliche Vorschriften wiederholt.

§ 84 Abs. 2 Sozialgesetzbuch Neuntes Buch (SGB IX) sieht vor, dass ein *betriebliches Eingliederungsmanagement* durchgeführt wird, wenn Beschäftigte innerhalb eines Jahres länger als sechs Wochen ununterbrochen oder wiederholt arbeitsunfähig sind. Ziel des betrieblichen Eingliederungsmanagements ist es, Arbeitsunfähigkeit zu überwinden, erneuter Arbeitsunfähigkeit vorzubeugen und den Arbeitsplatz zu erhalten. Um das betriebliche Eingliederungsmanagement überhaupt durchführen zu können, ist die Zustimmung und Beteiligung des betroffenen Mitarbeiters erforderlich.

2.5   Nebenpflichten des Arbeitnehmers

Die Nebenpflichten sind in der Regel nicht im Arbeitsvertrag festgelegt, sondern ergeben sich aus Gesetz, Tarifvertrag, Betriebsvereinbarungen und Unfallver-hütungsschriften, sind selbstverständlich oder werden vom Arbeitgeber durch das Direktionsrechts angeordnet. Nach § 242 BGB wird eine Vielzahl von Nebenpflichten für den Arbeitnehmer nach Treu und Glauben (*Treuepflicht*) abgeleitet. Der Schuldner (hier Arbeitnehmer) ist verpflichtet, alles zu unter-nehmen oder zu unterlassen, um vom Arbeitgeber Schaden abzuwenden. Ver-stöße gegen die Nebenpflichten können zu Schadensersatzansprüchen berech-tigen und Abmahnungen oder Kündigungen rechtfertigen.

Zu *Handlungs- und Schutzpflichten* gehört die Pflicht des Arbeitnehmers, dem Arbeitgeber erhebliche Störungen und Schäden in seinem Arbeitsbereich mitzuteilen (*Anzeigepflicht*). Der Arbeitnehmer ist auch verpflichtet, von sich selbst oder Dritten drohende Schäden abzuwenden, soweit ihm das möglich ist.

Wie weit die einzelnen Nebenpflichten – speziell die Treuepflicht des Arbeit-nehmers – geht, richtet sich nach dem Einzelfall. Dabei ist der Umfang der Pflichten umso höher, je

- mehr Vertrauen der Arbeitgeber einem Mitarbeiter, speziell aufgrund seiner Stellung (etwa Stations- oder Abteilungsleitung, Pflegedienstleitung, Ober-arzt, Stationsarzt), entgegenbringt,
- qualifizierter die Art der ausgeübten Tätigkeit ist (examinierte Pflegefach-kraft im Vergleich zu einer ungelernten Pflegehilfskraft),
- länger das Beschäftigungsverhältnis andauert.

 Wichtiger Hinweis: Wichtige Nebenpflichten (z. B. Verschwiegen-heit) sollten im Arbeitsvertrag aufgenommen werden.

Zu den *Verhaltenspflichten* gehört, dass ein ungestörter Arbeitsablauf und der Betriebsfriede gewahrt bleiben. Hierzu gehört

- rücksichtsvolles Verhalten gegenüber den Arbeitskollegen (kein Mobbing, keine Beleidigungen oder Tätlichkeiten) und
- extreme politische oder religiöse Verlautbarungen ebenso wie sexistisches oder ausländerfeindliches Gebaren zu unterlassen.

Die Ordnung im Betrieb kann neben Alkohol- und Rauchverboten sowie dem Verbot der Privatnutzung von Firmeneigentum auch die Verpflichtung umfas-sen, ein bestimmtes äußeres Erscheinungsbild zu wahren. Dazu gehört das Tragen einer bestimmten *Dienst- oder Schutzkleidung.*

2.6 Nebentätigkeiten

Häufig wird im Arbeitsvertrag vereinbart, dass der Arbeitnehmer verpflichtet wird, eine Nebentätigkeit *anzuzeigen*. Ohne vertragliche Regelung können Nebentätigkeiten jederzeit aufgenommen werden, wenn:

* Wettbewerbsinteressen des Arbeitgebers nicht berührt werden,
* die vom Arbeitnehmer geschuldete Arbeitsleistung nicht in erheblicher Weise beeinträchtigt wird (z. B. Übermüdung aufgrund der Nebentätigkeit),
* die Nebentätigkeit nicht gegen Gesetze verstößt (z. B. ArbZG).

Die arbeitsvertragliche Klausel, eine Nebenbeschäftigung bedürfe der Zustimmung des Arbeitgebers, stellt die Aufnahme einer beruflichen Tätigkeit unter Erlaubnisvorbehalt. Der Arbeitnehmer hat Anspruch auf Zustimmung des Arbeitgebers, wenn die Aufnahme der Nebentätigkeit betriebliche Interessen nicht beeinträchtigt (BAG, U. v. 11.12.2001, NZA 2002, 966).

Verstößt der Arbeitnehmer gegen die Anzeigepflicht, ist der Arbeitgeber zur Abmahnung berechtigt; bei mehrfachem Verstoß kann der Arbeitgeber eine verhaltensbedingte Kündigung aussprechen.

3 Pflichten des Arbeitgebers aus dem Arbeitsvertrag

3.1 Vergütungspflicht

Die Hauptleistungspflicht des Arbeitgebers aus dem Austauschverhältnis ist die Vergütungspflicht (vgl. § 611 Abs. 1 BGB) zum Fälligkeitstermin (vgl. § 614 BGB). Der Auszahlungsmodus (Fälligkeit) unterliegt der freien Vereinbarung. Wurde keine Regelung vereinbart (entweder per Individual- oder Kollektivvereinbarung), gilt § 614 BGB.

Wird vom Arbeitgeber versehentlich zu viel Lohn ausbezahlt, dann steht ihm ein Rückzahlungsanspruch nach § 812 BGB zu (Herausgabeanspruch). Derselbe Anspruch entsteht dem Arbeitnehmer, wenn der Arbeitgeber versehentlich zu wenig Lohn vergütet. Die meisten Tarifverträge sehen für die Geltendmachung von Herausgabeansprüchen sogenannte Ausschluss- und Verfallklauseln vor. Bei erheblicher Überzahlung durch den Arbeitgeber, die der Arbeitnehmer also bemerken musste, ist die Berufung auf die Ausschlussfrist wegen des Grundsatzes auf *Treu und Glauben* (§ 242 BGB), ausgeschlossen.

3.2 Fürsorgepflicht des Arbeitgebers

Die *Fürsorgepflicht* als Oberbegriff gehört zu einer Vielzahl von Nebenpflichten des Arbeitgebers, gegen deren Verletzung der Arbeitnehmer gerichtlich vorgehen und ggf. Schadensersatzansprüche gegen den Arbeitgeber geltend machen kann. Die Fürsorgepflicht ergibt sich aus den §§ 241 Abs. 2, 617–619 BGB als Nebenpflicht aus dem Arbeitsverhältnis, die durch weitere Gesetze ergänzt wird.

3.2.1 Schutz vor Gesundheitsschäden

Der Arbeitgeber ist verpflichtet, betriebliche Räume, Vorrichtungen und Gerätschaften, die für die Ausübung der Tätigkeit zur Verfügung gestellt werden, so einzurichten und zu unterhalten, dass der Arbeitnehmer gegen Gefahren für sein Leben und seine Gesundheit weitgehend geschützt ist. Diese Verpflichtung entspricht dem Prinzip von *Treu und Glauben* (§ 242 BGB). Hierzu existiert eine Vielzahl von gesetzlichen Bestimmungen und Verordnungen (z. B. § 4 ArbSchG, § 28 JArbSchG, § 62 HGB, § 5 ArbZG, Strahlenschutzverordnung StrlSchV). Zu diesem Schutzgedanken zählt auch, den Arbeitnehmer vor Überanstrengung oder Überforderung zu schützen. Bei der Aufstellung von Dienstplänen müssen deswegen zahlreiche Gesetze und Rahmenbedingungen beachtet werden. Die Planung der Länge der Arbeitszeit und deren Lage haben Einfluss auf die physische und psychische Belastung der Mitarbeiter.

 Wichtiger Hinweis: Arbeitgeber und Betriebsrat sollten verbindliche Rahmenbedingungen zur Dienstplangestaltung vereinbaren.

3.2.2 Schutz des Persönlichkeitsrechts

Die vielfältigen Persönlichkeitsrechte des Arbeitnehmers sind durch den Arbeitgeber zu achten und zu schützen. Hierzu zählen insbesondere das Erscheinungsbild, die Ehre und Persönlichkeit (Privatsphäre) des Arbeitnehmers.

Praxisbeispiele:

- Vertraulichkeit der Personaldaten, Personalakte des Arbeitnehmers,
- unzulässige Überwachung des Arbeitnehmers,
- Angriffe Dritter wie Mobbing, sexuelle Belästigung oder sonstigen Ehrverletzungen abzuwehren.

3.2.3 Hinweispflichten und Schutz des Arbeitnehmervermögens

Aufklärungs- und Unterrichtungsansprüche sowie der Schutz des Vermögens des Arbeitnehmers (z. B. Möglichkeiten zur sicheren Verwahrung persönlicher Gegenstände) gehören ebenso zu den Nebenpflichten (Fürsorgepflichten) des Arbeitgebers.

Haftung des Arbeitgebers – §§ 670, 780, 823 BGB
Der Arbeitgeber ist verpflichtet, die berechtigterweise auf das Betriebsgelände mitgebrachten Sachen des Arbeitnehmers durch zumutbare Maßnahmen vor Beschädigungen durch Dritte zu schützen. Wie weit diese Pflicht geht, ist im Einzelfall nach Treu und Glauben unter Berücksichtigung der betrieblichen und örtlichen Verhältnisse zu bestimmen. Der Arbeitgeber haftet bei schuldhafter Pflichtverletzung auf Schadensersatz. Die Fürsorgepflicht des Arbeitgebers beinhaltet auch, Schädigungen zu unterlassen. Der Arbeitgeber hat das Verschulden von Erfüllungsgehilfen in gleichem Umfang zu vertreten wie eigenes Verschulden (§ 278 BGB). Werkunternehmer, die auf dem Betriebsgelände Arbeiten ausführen und nur aufgrund besonderer Umstände mit dem Eigentum des Arbeitnehmers in Berührung kommen, sind regelmäßig keine Erfüllungsgehilfen des Arbeitgebers (BAG, U. v. 25.05.2000, NZA 2000, 1052).

4 Arbeitsgesetze

Arbeitsgesetze haben unmittelbare Auswirkungen auf die Dienstplangestaltung. Die meisten Arbeitsgesetze sind einseitig zwingend zugunsten des Arbeitnehmers festgelegt (Mindestanforderungen). Durch das einseitig dispositive Gesetzesrecht (vgl. Kap. 1.1) kann von diesen Gesetzen nur zugunsten des Arbeitnehmers, durch Individual- oder Kollektivvereinbarung, abgewichen werden. Allerdings gibt es auch Arbeitsgesetze, die durch tarifdispositives Gesetzesrecht sowohl zugunsten als auch zulasten des Arbeitnehmers vereinbart werden können.

Zu den wichtigsten Arbeitsgesetzen, die bei der Dienstplangestaltung zu berücksichtigen sind, zählen das Arbeitszeitgesetz und die EU-Arbeitszeitrichtlinie.

4.1 Arbeitszeitgesetz und EU-Arbeitszeitrichtlinie

Zweck des Arbeitszeitgesetzes vom 06. Juni 1994 ist es, „die Sicherheit und den Gesundheitsschutz der Arbeitnehmer bei der Arbeitszeitgestaltung zu gewährleisten und die Rahmenbedingungen für die flexiblen Arbeitszeiten zu verbessern, sowie den Sonntag und die staatlich anerkannten Feiertage als Tage der Arbeitsruhe und der seelischen Erhebung der Arbeitnehmer zu schützen" (§ 1 ArbZG).

Die Richtlinie 2003/88/EG des Europäischen Parlaments und des Rates vom 4. November 2003 über bestimmte Aspekte der Arbeitszeitgestaltung, kurz **EU-Arbeitszeitrichtlinie**, enthält Mindestvorschriften für die Sicherheit und den Gesundheitsschutz der Arbeitnehmer bei der Arbeitszeitgestaltung (vgl. Art. 1 Abs. 1 Richtlinie 2003/88/EG).

Gegenstand und Anwendungsbereiche sowohl des deutschen Arbeitszeitgesetzes als auch der europäischen Arbeitszeitrichtlinie sind verbindliche Regelungen zu wöchentlicher Höchstarbeitszeit, Ruhepausen, Ruhezeit, Nacht- und Schichtarbeit, Sonn- und Feiertagsbeschäftigung und hiervon abweichende Regelungen.

4.1.1 Gesetzliche Höchstarbeitszeit

Bei der Arbeitszeitorganisation ist zu beachten, dass ein Arbeitnehmer eine **werktägliche Arbeitszeit** von acht Stunden nicht überschreiten darf. Sie kann auf bis zu **zehn Stunden** nur verlängert werden, wenn innerhalb von sechs Kalendermonaten oder innerhalb von 24 Wochen im Durchschnitt acht Stunden werktäglich nicht überschritten werden (vgl. § 3 ArbZG). Daraus ergibt sich die durchschnittliche **wöchentliche Höchstarbeitszeitgrenze von 48 Stunden** in einem Zeitraum von sechs Kalendermonaten. Eine Überschreitung der Grenze der durchschnittlichen wöchentlichen Höchstarbeitszeit (48h/Woche) ist nur unter den Voraussetzungen einer besonderen nationalen Regelung bei *individueller Zustimmung des Arbeitnehmers* und Vorkehrungen zur Wahrung des Gesundheitsschutzes möglich (**Opt-out-Regelung**).

In der sogenannten Opt-out-Regelung kann die durchschnittliche Wochenarbeitszeit auf über 48 Stunden – ohne Ausgleich – verlängert werden. Der Arbeitnehmer kann diese Zustimmung jedoch mit einer Frist von 6 Monaten widerrufen. *Das Opt-out ist ausdrücklich nur dann zulässig, wenn regelmäßig und in erheblichem Umfang Bereitschaftsdienst anfällt.* Dies bedeutet, dass die reguläre Vollarbeit weiterhin auf durchschnittlich 48 Stunden begrenzt ist.

Die max. Stundenzahl der Opt-out-Regelung wird häufig über Tarifverträge geregelt. Im TVöD liegt sie derzeit bei 60 Stunden.

- Entgegen dem üblichen Sprachgebrauch ist die werktägliche Arbeitszeit nicht die Arbeitszeit, die an einem Kalendertag zwischen 0 und 24 Uhr erbracht wird. Der Werktag ist vielmehr individualisiert.
- Er beginnt dann, wenn der Arbeitnehmer die Arbeit aufnimmt und endet 24 Stunden später. Die in dieser Spanne liegende Arbeitszeit wird für die Berechnung herangezogen.

Arbeitsschutzrechtlich sind Arbeitsbereitschaft und Bereitschaftsdienst als Arbeitszeit zu bewerten (vgl. Kap. 2.2.2). Dies bedeutet, dass *Arbeitszeitmodelle* auf eine maximale Dauer von zehn Stunden zu begrenzen sind.

Das Arbeitszeitgesetz sieht unter besonderen Voraussetzungen Möglichkeiten zur Verlängerung der werktäglichen Arbeitszeit vor:

- Tarifliche Regelung zur Verlängerung der werktäglichen Arbeitszeit im Rahmen des § 7 Abs. 1 und 2 oder entsprechende Bestimmungen in Regelungen der Kirchen oder öffentlich-rechtlicher Religionsgemeinschaften, wie z. B. den *Arbeitsvertrags-Richtlinien (AVR)*. Beispiel: Die Arbeitszeit kann auf über zehn Stunden werktäglich verlängert werden, wenn in die Arbeitszeit regelmäßig und in erheblichem Umfang Arbeitsbereitschaft oder Bereitschaftsdienst fällt (vgl. § 7 Abs. Nr. 1 Abs. 1a ArbZG).
- Der Ausgleichzeitraum kann auf bis zu 12 Monate festgelegt werden (vgl. § 7 Abs. Nr. 1 Abs. 1b ArbZG),
- Notfälle und außergewöhnliche Fälle nach § 14 ArbZG,
- Bewilligung der zuständigen Aufsichtsbehörde (§ 7 Abs. 5 ArbZG; § 15 Abs. 1 Nr. 1a ArbZG),
- durch Rechtsverordnung der Bundesregierung nach § 7 Abs. 6 ArbZG.

Anzumerken ist, dass eine Kombination aus Vollarbeitszeit und Bereitschaftsdienst max. 24 Stunden einschließlich der Pausen betragen darf. Die Dauer der Vollarbeitszeit ist bei 24-Stunden-Diensten auf max. zehn Stunden zu begrenzen. Eine Verlängerung der täglichen Arbeitszeit einschließlich Bereitschaftszeiten über 24 Stunden widerspricht der Rechtsprechung des Europäischen Gerichtshofs.

Die Dauer der täglichen Arbeitszeit kann auf Grundlage einer tarifvertraglichen Regelung auch dann über 10 Stunden hinaus verlängert werden, wenn diese Überschreitung durch Inanspruchnahme während der Rufbereitschaft zustande kommt. § 7 Abs. 2 Nr. 3 ArbZG enthält eine entsprechende Ermächtigung, von der Regelung des § 3 ArbZG (Höchstarbeitszeit) abzuweichen. Die maximale tägliche Höchstarbeitszeit liegt z. Zt. beim TVöD der Bereitschaftsdienststufen I und II bei 24 Stunden und 18 Stunden in der BD-Stufe III. Sie kann in der BD-Stufe III durch Betriebs- oder Dienstvereinbarung auf 24 Stunden erweitert werden. In Haustarifverträgen wird meist die max. tägliche Arbeitszeit in Verbindung mit Bereitschaftsdienst von 24 Stunden vereinbart.

§ 7 Abs. 2 ArbZG sieht u. a. noch folgende Abweichungen vor: Die Regelungen über Höchstarbeitszeit, Ausgleichszeiträume, Ruhepausen und Ruhezeiten können bei der Behandlung, Pflege und Betreuung von Personen der Eigenart dieser Tätigkeit und dem Wohl dieser Personen entsprechend angepasst werden.

Liegt Schichtdienst vor, so kann auf Grundlage einer Reihe von tarifvertraglichen Regelungen die Höchstarbeitszeit bis auf 12 Stunden verlängert werden. Hier ist zu beachten, dass innerhalb von zwei Kalenderwochen nur acht 12-Stunden-Schichten und maximal vier 12-Stunden-Dienste hintereinander geleistet werden dürfen. **Schichtdienst** liegt vor, wenn die verschiedenen Regeldienste (Früh-, Spät-, Nachtdienst) eine tägliche Zeitspanne von mehr als 13 Stunden abdecken und zwischen dem Beginn der versetzen Dienste mindestens zwei Stunden liegen. Arbeitnehmer, die nach einem Schichtplan arbeiten, müssen mindestens einmal im Monat einen Wechsel der Dienstlage mit 2-stündigem Versatz des Dienstbeginns absolvieren (vgl. Schlottfeldt; Herrmann 2008: 26 und Lasi 2009: 60 f.).

4.1.2 Gesetzliche Ruhepausen

Die gesetzlichen Ruhepausen sind in § 4 ArbZG auf Grundlage Art. 4 Richtlinie 2003/88/EG geregelt. Vom BAG liegt eine entsprechende Beurteilung (Definition) von Ruhepausen vor (Urteil vom 25.10.1989 – 2 AZR 633/88): „Ruhepausen sind im Voraus festgelegte Unterbrechungen der Arbeitszeit, in denen der Arbeitnehmer weder Arbeit zu leisten noch sich dafür bereitzuhalten hat, sondern er freie Verfügung darüber hat, wo und wie er diese Zeit verbringen will".

Bei der Dienstplangestaltung ist zu beachten:
- Ein Arbeitnehmer kann bis zu 6 Stunden ohne Ruhepausen beschäftigt werden.
- Bei einer Arbeitszeit von mehr als 6 bis zu 9 Stunden besteht Anspruch auf eine Pause von 30 Minuten.

- Bei einer Arbeitszeit von mehr als 9 Stunden muss die Pause mindestens 45 Minuten betragen und spätestens nach 6 Stunden müssen mindestens 30 Minuten Pause genommen werden.
- Eine Aufteilung der Ruhepausen in Zeitabschnitte von jeweils mindestens 15 Minuten ist möglich, wobei jedoch spätestens nach 6 Stunden eine (erneute) Pause zu gewähren ist.
- Die Ruhepausen müssen im Voraus feststehen. Zu Beginn der täglichen Arbeitszeit muss zumindest ein Zeitrahmen feststehen, innerhalb dessen der Arbeitnehmer seine Ruhepause in Anspruch nehmen kann. Der Arbeitgeber muss sicherstellen und kontrollieren, dass die getroffenen Regelungen auch eingehalten werden.
- Ruhepausen können nicht an den Anfang oder an das Ende der Arbeitszeit gelegt werden.
- Während der Pause muss der Arbeitnehmer von jeder Dienstverpflichtung freigestellt sein.

4.1.3 Gesetzliche Ruhezeit

Die gesetzliche Ruhezeit ist in § 5 ArbZG auf Grundlage Art. 5 Richtlinie 2003/88/EG geregelt. Hieraus definiert sich die Ruhezeit als der Zeitraum, der zwischen dem Ende der täglichen Arbeitszeit und dem Beginn der nächsten täglichen Arbeitszeit bei demselben Arbeitgeber bzw. zwischen zwei Arbeitsschichten eines Arbeitnehmers liegt.

Bei der Dienstplangestaltung ist zu beachten:
- § 5 ArbZG geht von einer Mindestruhezeit von 11 Stunden aus, die nicht unterbrochen werden darf.
- Bei Inanspruchnahme während eines Rufbereitschaftsdienstes darf die Mindestruhezeit auf 5,5 Stunden verkürzt werden (§ 5 Abs. 3 ArbZG).
- Jede Tätigkeit, auch nur eine kurzfristige, unterbricht die Ruhezeit. Deswegen muss eine neue Ruhezeit von 11 Stunden anschließen.
- Die Ruhezeit von 11 Stunden ist nicht an den Kalendertag gebunden. Diese muss vielmehr zwischen zwei Zeiten der Beschäftigung eines Arbeitnehmers liegen.
- Nach § 5 Abs. 2 ArbZG ist in bestimmten Betrieben (Krankenhäuser) eine Verkürzung der Ruhezeit um bis zu eine Stunde möglich (also auf **10 Stunden Ruhezeit**), wenn innerhalb eines Kalendermonats oder von 4 Wochen ein Ausgleich durch Verlängerung einer anderen Ruhezeit auf mindestens 12 Stunden erfolgt.
- Nach § 7 Abs. 1 Nr. 3 ArbZG kann in einem Tarifvertrag oder aufgrund eines Tarifvertrags in einer Betriebsvereinbarung zugelassen werden, abweichend von § 5 Abs. 1 ArbZG die Ruhezeit um bis zu 2 Stunden zu verkürzen (also auf **9 Stunden Ruhezeit**), wenn die Art der Arbeit dies erfordert und die Kürzung der Ruhezeit innerhalb eines festgelegten Ausgleichzeitraums ausgeglichen wird.

Wichtiger Hinweis: Bei sog. „langen Diensten" bis 12 Stunden muss eine 11-stündige Ruhepause eingehalten werden. In der Praxis bedeutet dies, dass keine Rufbereitschaft nach einem „langen Dienst" angeordnet werden kann. Daraus folgt, dass die max. tägliche Anwesenheit (abzüglich Pausen) 13 Stunden nicht überschreiten darf, da eine zwingende 11-stündige Ruhezeit anschließen muss (vgl. Schlottfeldt, Hermann 2008: 49).

4.1.4 Nacht- und Schichtarbeit

Die gesetzliche Nacht- und Schichtarbeit ist in § 2 und 6 ArbZG auf Grundlage Art. 2 Ziff. 3–6 2003/88/EG und Kapitel 3 Richtlinie 2003/88/EG geregelt. Der Begriff der Nachtarbeit im Sinne des § 2 Arbeitszeitgesetz regelt:

- Nachtzeit (in Krankenhäusern) ist die Zeit zwischen 23:00 bis 6:00 Uhr.
- Nachtarbeit ist jede Arbeit, die mehr als zwei Stunden in der Nachtzeit umfasst.

In Tarifverträgen wird die Nachtarbeitszeit abweichend vom ArbZG geregelt. Grund der abweichenden Regelung ist, dass geleistete Nachtarbeitsstunden zusätzlich über einen Nachtzuschlag vergütet werden. Nach dem TVöD und in zahlreichen Haustarifverträgen ist Nachtarbeit zurzeit die Arbeit zwischen 21:00 Uhr und 6:00 Uhr. Im AVR wurde die Nachtarbeitszeit zwischen 20:00 Uhr und 6:00 Uhr vereinbart.

Die Begriffsbestimmung „Nachtarbeitnehmer" ist bei der Dienstplangestaltung nicht von Bedeutung. Für den einzelnen Arbeitnehmer, aber auch für den Arbeitgeber entstehen aus dem Begriff „Nachtarbeiter" Rechte und Pflichten (z. B. Gesundheitsschutz, Zugang zur betrieblichen Weiterbildung etc.).

Art. 2 Ziff. 5–6 EU-Arbeitszeitrichtlinie definiert Schichtarbeit: Jede Form der Arbeitsgestaltung kontinuierlicher oder nicht kontinuierlicher Art mit Belegschaften, bei der Arbeitnehmer nach einem bestimmten Zeitplan, auch im Rotationsturnus, sukzessive an den gleichen Arbeitsstellen eingesetzt werden, sodass sie ihre Arbeit innerhalb eines Tages oder Wochen umfassenden Zeitraums zu unterschiedlichen Zeiten verrichten müssen. Schichtarbeiter ist, wer nach einem Schichtarbeitsplan eingesetzt ist.

Bei der Dienstplangestaltung ist zu beachten:

- Nach § 6 Abs. 1 ArbZG ist Nacht- und Schichtarbeit nach den gesicherten arbeitswissenschaftlichen Erkenntnissen über die menschengerechte Gestaltung der Arbeit festzulegen.
- Nachtarbeit darf acht Stunden nicht überschreiten und kann auf bis 10 Stunden verlängert werden (vgl. § 6 Abs. 2 ArbZG).
- Soweit keine tarifvertraglichen Regelungen bestehen, hat der Arbeitgeber für Nachtarbeit entweder eine angemessene Zahl befreiter Tage oder einen

angemessenen Zuschlag zu vergüten (vgl. § 6 Abs. 5 ArbZG). Im TVöD, dem AVR oder den meisten Haustarifverträgen werden sowohl Zusatzurlaubstage (gestaffelt nach Nachtarbeitsstunden) als auch Zeitzuschläge für Nachtarbeit gewährt.

- Beschränkungen der Nachtarbeit nach dem Jugendarbeitsschutzgesetz und dem Mutterschutzgesetz.

Die abweichenden Regelungen zur gesetzlichen Höchstarbeitszeit (gilt auch für Nachtarbeit) wurden bereits in Kapitel 4.1.1 beschrieben.

 Wichtiger Hinweis: Das Thema Nachtarbeit ist generell gut geeignet für Rahmenvereinbarungen mit dem Betriebsrat. Insbesondere sollte aus Aspekten des Gesundheitsschutzes auf sogenannte Dauernachtwachen verzichtet werden und die Anzahl der Nachtdienstfolgen begrenzt sein.

4.1.5 Sonn- und Feiertagsarbeit

Ziel des ArbZG ist es, Sonntage und staatlich anerkannten Feiertage als Tage der Arbeitsruhe und der seelischen Erhebung der Arbeitnehmer zu schützen (§ 1 Abs. 2 ArbZG). Arbeitnehmer dürfen aus diesem Grund an Sonn- und Feiertagen von 0 bis 24 Uhr nicht beschäftigt werden (§ 9 Abs. 1 ArbZG).

In Krankenhäusern und anderen Einrichtungen zur Behandlung, Pflege und Betreuung von Personen müssen aber auch Arbeiten an Sonn- und Feiertagen vorgenommen werden. In § 10 Abs. 3 ArbZG wurde deshalb eine abweichende Regelung festgelegt.

Bei der Dienstplangestaltung ist zu beachten:

- Mindestens **15 Sonntage im Jahr müssen beschäftigungsfrei** bleiben (§ 11 Abs. 1 ArbZG). Hiervon kann durch tarifvertragliche Regelung in Krankenhäusern auf 10 beschäftigungsfreie Sonntage im Jahr abgewichen werden (§ 12 Abs. 1 ArbZG).
- Werden Arbeitnehmer an einem Sonntag beschäftigt, müssen sie einen **Ersatzruhetag** haben, der innerhalb eines den Beschäftigungstag einschließenden Zeitraums von zwei Wochen zu gewähren ist. Werden Arbeitnehmer an einem auf einen Werktag fallenden Feiertag beschäftigt, müssen sie einen Ersatzruhetag haben, der innerhalb eines den Beschäftigungstag einschließenden Zeitraums von acht Wochen zu gewähren ist (§ 11 Abs. 3 ArbZG). Auch hiervon kann durch tarifvertragliche Regelungen abgewichen werden (vgl. § 12 Abs. 2 ArbZG). Im Dienstplan sollten die Ersatzruhetage gekennzeichnet werden (was in der Praxis aber selten geschieht).
- Die Sonn- oder Feiertagsruhe des § 9 oder der Ersatzruhetag des Absatzes 3 ist den Arbeitnehmern unmittelbar in **Verbindung mit einer Ruhezeit** nach § 5 zu gewähren, soweit dem technische oder arbeitsorganisatorische Grün-

de nicht entgegenstehen (§ 11 Abs. 4 ArbZG). Dies bedeutet, eine Ruhezeit von 35 Stunden soll eingehalten werden.

In den Regelungen des TVöD, AVR sowie in Haustarifverträgen sind Zeitzuschläge für Sonn- und Feiertagsarbeit vereinbart. Fällt ein Feiertag auf einen Sonntag, so bleibt dies ein Sonntag (allerdings mit Feiertagszuschlag).

Das Bundesarbeitsgericht hat mit Urteil vom 11. Januar 2006, 5 AZR 97/05, entschieden, dass Arbeitnehmern, die an Sonn- und Feiertagen arbeiten, keinen gesetzlichen Anspruch auf einen Zuschlag zur Arbeitsvergütung haben. Ein solcher Anspruch folgt nicht aus § 11 Abs. 2 ArbZG. Soweit dort auch auf § 6 Abs. 5 ArbZG verwiesen wird, handelt es sich um eine Rechtsgrundverweisung. Das hat zur Folge, dass ein Arbeitnehmer einen Zuschlag verlangen kann, wenn er an Sonn- oder Feiertagen Nachtarbeit leistet. Für die an Sonn- oder Feiertagen geleistete Arbeit ist gem. § 11 Abs. 3 ArbZG ein Ersatzruhetag zu gewähren. Es bedarf also einer arbeitsvertraglichen oder tarifvertraglichen Regelung, um die Zuschlagspflicht des Arbeitgebers zu begründen.

Problematik der Bewertung der monatlichen Soll-Arbeitszeit durch werktägliche Feiertage:

- Die monatliche Soll-Arbeitszeit entspricht den arbeitsvertraglichen bzw. den tarifvertraglichen Bestimmungen.
- Die Soll-Arbeitszeit wird auf Grundlage der 5-Tage-Woche und des Beschäftigungsumfangs des Arbeitnehmers errechnet.

Bei der Berechnung der monatlichen Soll-Arbeitszeit wird in der Praxis meist folgende Methode „gelebt":
Berechnung der Soll-Arbeitszeit **ausschließlich** der Samstage, Sonn- und Feiertage

Beispiel: Monat mit 20 Arbeitstagen
Teilzeitbeschäftigung 75 % in der tariflichen 38,5-Stundenwoche.
38,5 x 0,75 = 28,875 wöchentliche Arbeitszeit
28,875 : 5 = 5,775 tägliche Arbeitszeit
5,775 x 20 Arbeitstage/Monat (ohne Samstage, Sonn- und Feiertage) = 115,5 Stunden Soll-Arbeitszeit.

- **Nachteil dieser Methode:** Sobald die tägliche durchschnittliche Arbeitszeit, in unserem Beispiel sind das 5,775 Stunden, nicht auf fünf, sondern auf weniger als fünf Tage in der Wochen verteilt wird, wird der Mitarbeiter durch Feiertage, an denen er nicht zur Arbeit geplant war, durch die Reduzierung der Soll-Arbeitszeit für diesen Feiertag bevorteilt.
- **Vorteil dieser Methode:** Einfaches und schnelles Verfahren zur monatlichen Soll-Arbeitszeitberechnung.

4.1.6 Dokumentations- und Aufbewahrungspflicht

Die Dokumentations- oder Aufzeichnungspflicht sowie die Aufbewahrungspflicht von Arbeitszeiten (Dienstplänen) ergibt sich aus § 16 Abs. 2 ArbZG, wonach Arbeitszeiten die über die werktägliche Arbeitszeit des § 3 Satz 1 ArbZG hinausgehen, aufzuzeichnen und mindestens zwei Jahre aufzubewahren sind. Sonstige diesbezügliche Regelungen gibt es nicht, insbesondere auch nicht nach dem Tarif.

Der Pflegerechtsexperte Prof. Hans Böhme zur Aufbewahrungspflicht zu Dienstplänen: „Eine andere Frage ist es, dass Dienstpläne zu den Organisationsunterlagen gehören, die für Haftpflichtprozesse durchaus eine erhebliche Rolle spielen können. Gerade weil aus Mehrarbeit und Überstundenarbeit heraus ein Indiz für Übermüdung vorliegen kann, kann im Haftpflichtprozess naturgemäß ein entsprechender Vortrag der Patientenseite die Beweissituation für den Träger und die Mitarbeiter erheblich beeinträchtigen. Zwar wird von der Rechtsprechung nicht automatisch bei Fehlen von Unterlagen auf ein Organisationsverschulden geschlossen. Ich kann aber davon ausgehen, dass bei Nichtvorliegen von Dienstplänen, die also nicht einen gewissen Zeitraum aufbewahrt werden, Probleme auftreten können. Diese Aufbewahrungszeit könnte entsprechend der Medizinprodukte-Betreiberverordnung mit mindestens fünf Jahren angenommen werden, evtl. entsprechend der Röntgenverordnung mit zehn Jahren. Geht man von der BGH-Rechtsprechung zur Aufbewahrungsfrist von Krankenunterlagen aus, käme man sogar auf 30 Jahre. Wer sich also auf die absolut sicherste Seite begeben will, wird 30 Jahre lang aufbewahren, wer ein gewisses Risiko nicht scheut, wenigstens fünf bis zehn Jahre" (Böhme 2001: 84).

 Wichtiger Hinweis: Dienstpläne (bzw. nicht elektronisch erfasste Dienstpläne) sollten mindestens fünf Jahre aufbewahrt werden.

Da Aufsichtsbehörden häufig auch Nachweise über die zulässige durchschnittliche wöchentliche Höchstarbeitszeit von 48 Stunden (im Ausgleichzeitraum) verlangen, sollten Arbeitgeber ein sogenanntes **„Arbeitszeitschutzkonto"** für jeden (über Dienstplan) geführten Mitarbeiter führen (vgl. **Abb. 5 und 6**).

Summen bis 30.	Opt- Out		Nulllinie Arbeitsze			
max. Wo- Std.	30.03. - 05.04.	06.04. - 12.04.	13.04. - 19.04.	20.04. - 26.04.	27.04. - 03.05.	Abw. Zeit- raum
48,00	31,70	0,00	31,70	54,10	38,40	521,17
48,00	65,80	16,00	0,00	46,40	38,70	276,28
48,00	46,93	17,95	30,00	40,00	71,00	495,89

Abb. 5: Opt-out-Darstellung im Dienstplan

Übersicht Opt-Out-Regelung

Ausgleichszeitraum: 52 Wochen

Kalenderwoche	Iststunden	BD-Stunden	RB-Std.Aktiv	Summe	Opt-Out	Saldo
05.05.08-11.05.08 – KW 19	32,78	0,00	1,27	34,05	48,00	13,95
12.05.08-18.05.08 – KW 20	27,18	13,00	0,00	40,18	48,00	7,82
19.05.08-25.05.08 – KW 21	35,43	13,00	0,00	48,43	48,00	-0,43
26.05.08-01.06.08 – KW 22	42,88	24,00	13,51	80,39	48,00	-32,39
02.06.08-08.06.08 – KW 23	33,88	0,00	0,00	33,88	48,00	14,12
09.06.08-15.06.08 – KW 24	34,25	13,00	2,00	49,25	48,00	-1,25
16.06.08-22.06.08 – KW 25	43,70	0,00	0,00	43,70	48,00	4,30
23.06.08-29.06.08 – KW 26	40,58	13,00	1,33	54,91	48,00	-6,91
30.06.08-06.07.08 – KW 27	29,80	0,00	0,00	29,80	48,00	18,20
07.07.08-13.07.08 – KW 28	36,12	26,00	0,00	62,12	48,00	-14,12
14.07.08-20.07.08 – KW 29	35,16	13,00	0,00	48,16	48,00	-0,16
21.07.08-27.07.08 – KW 30	34,10	0,00	0,00	34,10	48,00	13,90
.... –	0,00	0,00	0,00	0,00	48,00	48,00
–	0,00	0,00	0,00	0,00	48,00	48,00
02.03.09-08.03.09 – KW 10	39,70	37,00	3,38	80,08	48,00	-32,08
09.03.09-16.03.09 – KW 11	31,92	0,00	0,00	31,92	48,00	16,08
16.03.09-22.03.09 – KW 12	36,54	13,00	0,00	49,54	48,00	-1,54
23.03.09-29.03.09 – KW 13	42,81	0,00	0,00	42,81	48,00	5,19
30.03.09-05.04.09 – KW 14	40,97	24,00	0,83	65,80	48,00	-17,80
06.04.09-12.04.09 – KW 15	16,00	0,00	0,00	16,00	48,00	32,00
13.04.09-19.04.09 – KW 16	0,00	0,00	0,00	0,00	48,00	48,00
20.04.09-26.04.09 – KW 17	34,40	13,00	0,00	46,40	48,00	1,60
27.04.09-03.05.09 – KW 18	25,70	13,00	0,00	38,70	48,00	9,30
52 Wochen = 42,75 Stunden pro Woche im Durchschnitt				**2219,72**	**2496,00**	**276,28**

Abb. 6: Arbeitszeitschutzkonto im elektronischen Dienstplanprogramm

Erklärung zu **Abbildung 5 und 6:** Der Mitarbeiter hat in einem Zeitraum von 52 Wochen 2.219,72 Stunden geleistet (Ist-Arbeitszeit + BD-Stunden + RD-Stunden). Die maximal zulässige Arbeitszeit beträgt 2.496 Stunden (48 Std. x 52 Wochen). Der Mitarbeiter hat das Arbeitszeitschutzkonto nicht verletzt, es stehen schutzrechtlich noch 276,28 Stunden „zur Verfügung".

4.2 Arbeitsschutzgesetz

4.2.1 Zielsetzung und Begriffsbestimmung

Das Gesetz über die Durchführung von Maßnahmen des Arbeitsschutzes zur Verbesserung der Sicherheit und des Gesundheitsschutzes der Beschäftigten (kurz Arbeitsschutzgesetz – ArbSchG) vom August 1996 dient dazu, Sicherheit und Gesundheitsschutz der Beschäftigten bei der Arbeit durch Maßnahmen des Arbeitsschutzes zu sichern und zu verbessern (§ 1 Abs. 1 ArbSchG).

Die Begriffsbestimmung wird in § 2 Abs. 1 ArbSchG vorgenommen: Maßnahmen des Arbeitsschutzes im Sinne dieses Gesetzes sind Maßnahmen zur Verhütung von Unfällen bei der Arbeit und arbeitsbedingten Gesundheitsschäden einschließlich Maßnahmen der menschengerechten Gestaltung der Arbeit.

4.2.2 Pflichten des Arbeitgebers

In den §§ 3 bis 14 ArbSchG werden die Pflichten des Arbeitgebers beschrieben. Bei der Dienstplangestaltung sind es die Arbeitsbedingungen (durch die Gestaltung der Arbeitszeiten), die entsprechende Gefahren für den Mitarbeiter bergen können, die der Arbeitgeber zu beurteilen hat, um entsprechende Maßnahmen des Arbeitsschutzes zu ergreifen (vgl. § 5 Abs. 1 ArbSchG und § 5 Abs. 3 Ziff. 4 ArbSchG). Der Arbeitgeber hat für eine geeignete Organisation zu sorgen und die erforderlichen Mittel bereitzustellen (vgl. § 3 Abs. 2 Ziff. 1 ArbSchG).

4.2.3 Pflichten des Arbeitnehmers

In den §§ 15 bis 17 ArbSchG werden die Pflichten und Rechte der Beschäftigten beschrieben. Für die Dienstplangestaltung sind die §§ 15 und 16 ArbSchG von Bedeutung. Nach § 15 Abs. 1 ArbSchG sind die Beschäftigten verpflichtet, nach ihren Möglichkeiten sowie gemäß der Unterweisung und Weisung des Arbeitgebers für ihre Sicherheit und Gesundheit bei der Arbeit Sorge zu tragen. Entsprechend Satz 1 haben die Beschäftigten auch für die Sicherheit und Gesundheit der Personen Sorge zu tragen, die von ihren Handlungen oder Unterlassungen bei der Arbeit betroffen sind.

Die Beschäftigten haben dem Arbeitgeber oder dem zuständigen Vorgesetzten jede von ihnen festgestellte unmittelbare erhebliche Gefahr für die Sicherheit und Gesundheit zu melden (§ 16 Abs. 1 ArbSchG). Die Anzeige dient dazu, den Arbeitgeber auf organisatorische Mängel hinzuweisen, sodass dieser diese ausräumen kann. Dabei bleibt die Verpflichtung des Arbeitnehmers erhalten, seine Arbeit mit größtmöglicher Sorgfalt zu erledigen.

Liegt über einen längeren Zeitraum eine übermäßige Arbeitsbelastung (Überbeanspruchung) der Beschäftigten vor und drohen hierdurch Schäden für bspw. Patienten oder sind diese für den Arbeitnehmer voraussehbar, so ist dieser verpflichtet, den Arbeitgeber von dieser Tatsache in Kenntnis zu setzen.

4.2.4 Gefährdungsanzeige

Eine Gefährdungsanzeige (oftmals auch noch Überlastungsanzeige genannt) kann juristisch als eine Form der (Informations-)Anzeige des Beschäftigten an den Dienstvorgesetzten und den Arbeitgeber bewertet werden (vgl. Bachstein 2009: 1–4). Rechtsgrundlagen dieser Anzeige aus Arbeitnehmersicht sind*:

- in den §§ 15 und 16 ArbSchG beschrieben (vgl. Kap. 4.2.3),
- in § 242 BGB wird eine Vielzahl von Nebenpflichten für den Arbeitnehmer nach Treu und Glauben (**Treuepflicht**) abgeleitet, hierzu zählen auch *Handlungs- und Schutzpflichten*. Der Arbeitnehmer hat die Pflicht, dem Arbeitgeber erhebliche Störungen und Schäden in seinem Arbeitsbereich mitzuteilen (**Anzeigepflicht** vgl. Kap. 2.5),
- § 611 BGB aus dem Dienstvertrag (vgl. Kap. 2.5).

*nicht vollständig

Der Arbeitgeber muss aus juristischer Sicht auf Grundlage folgender Rechtsquellen auf eine Gefährdungsanzeige reagieren*:

- §§ 3 und 5 ArbSchG (vgl. Kap. 4.2.2),
- §§ 241–242 Abs. 2, 617-619 BGB beschreibt die sog. Nebenpflicht aus dem Arbeitsverhältnis (**Fürsorgepflicht**) und das Prinzip von **Treu und Glauben.**

*nicht vollständig

Reagiert der Arbeitgeber nicht auf eine Gefährdungsanzeige, kann dies folgende Konsequenzen haben:

- Haftungsrechtliche Folgen beim Eintritt von Schäden an Leib und Leben,
- Imageschaden für die Klinik,
- Vertrauens- und Motivationsverlust bei den Beschäftigten der betroffenen Abteilung,
- Ausfallzeiten und Fluktuation können ansteigen,
- Gesundheitsschäden bei den Mitarbeitern (bis zum Burn-out-Syndrom).

Inhalt der Gefährdungsanzeige:

- objektiv nachvollziehbare Organisationsstörungen,
- exakte Dokumentation der Organisationsstörungen,
- Zeitpunkt der Organisationsstörung und voraussichtliche Dauer,
- bisher eingeleitete Maßnahmen (aus Checkliste oder Katalog),
- mögliche Schäden durch Behandlungs-, Pflege- und Verordnungsfehler (insbesondere Dekubiti),
- Aufzeigen von Handlungsalternativen,
- Haftungsausschluss durch den Unterzeichner.

Typische Situationen, die zu einer Gefährdungsanzeige führen:

- Personalmangel durch quantitativen oder qualitativen Personalausfall,
- Überbelegung der Abteilung durch Notfälle und/oder zusätzliche Aufnahmen,
- Übernahme berufsfremder Aufgaben (ärztliche Tätigkeiten, Hol- und Bringedienste, Hotelaufgaben, Verwaltungsaufgaben, Reinigungsdienstaufgaben etc.).

 Wichtiger Hinweis: Gefährdungsanzeigen sind gut dafür geeignet, diese als Prozesskette über eine Verfahrensanweisung abzubilden. Checklisten sind geeignete Instrumente, um das Verfahren transparent zu machen.

Gefährdungsanzeige – das letzte Mittel? Häufig verbergen sich hinter Gefährdungsanzeigen auch andere Symptome:

- ungenügender Informations- und Kommunikationsfluss zwischen Dienstplanverantwortlichem und Abteilungsleitung bzw. Pflegedienstleitung oder Chefarzt,

- unzureichende Informations- und Kommunikationswege zwischen Abteilungsleitung bzw. Pflegedienstleitung/Chefarzt und Geschäftsführung,
- fehlendes Personalausfallskonzept,
- wenig strategische Personalplanung,
- kaum gelebtes Unternehmensleitbild,
- mangelndes Wissen über Personalmanagement (Führungs- und Organisationskompetenz),
- kein Bettenmanagementsystem,
- fehlendes Qualitätsmanagementsystem (kein Abteilungskonzept, kaum bzw. kein Messen von QM-Kennzahlen).

4.3 Mutterschutzgesetz

Geltungsbereich

Das Gesetz zum Schutz der erwerbstätigen Mutter (Mutterschutzgesetz – MuSchG) gilt für Frauen, die in einem Arbeitsverhältnis stehen (§ 1 Abs. 1 MuSchG). Bei der Dienstplangestaltung ist zu beachten:

A. Arbeitszeitunabhängige Beschäftigungsverbote
- wenn nach ärztlichem Zeugnis Leben oder Gesundheit von Mutter und/oder Kind gefährdet ist (§ 3 Abs. 1 MuSchG),
- bei schwerer Arbeit oder bei schädlichen Umgebungseinflüssen (z. B. Infektionsabteilung, OP, Röntgen) (§ 4 Abs. 1 MuSchG),
- Katalog des § 4 Abs. 2 MuSchG (i. V. m. § 4, 5 Verordnung zum Schutze der Mütter am Arbeitsplatz MuSchV),
- 6 Wochen vor dem mutmaßlichen Zeitpunkt der Entbindung, es sei denn, die Schwangere will auf eigenen Wunsch länger arbeiten (§ 3 Abs. 2 MuSchG),
- 8 bzw. 12 Wochen bei Früh- und Mehrlingsgeburten nach der Entbindung (§ 6 Abs. 1 MuSchG),
- wenn die Mutter nach ärztlichem Zeugnis in den ersten Monaten nach der Entbindung nicht voll leistungsfähig ist, darf sie nicht zu einer die Leistungsfähigkeit übersteigenden Arbeit herangezogen werden (§ 6 Abs. 2 MuSchG).

B. Dauer der Arbeit
- Gesetzliche Regelung: Werdende und stillende Mütter dürfen nicht mit Mehrarbeit beschäftigt werden. Mehrarbeit in diesem Sinne ist jede Arbeit, die Frauen über 8,5 Stunden täglich oder 90 Stunden in der Doppelwoche hinaus leisten (§ 8 Abs. 1 i. V. m. Abs. 2 Nr. 1, 2 MuSchG).
- Tarifliche Regelung: Wenn tarifliche Regelungen bestehen, gehen diese gesetzlichen Regelungen voraus. Dies bedeutet, dass auch werdende und stillende Mütter Mehrarbeit leisten können, wenn die durchschnittliche wöchentliche Arbeitszeit, gemessen an 52 Wochen, eingehalten wird (vgl. TVöD, AVR bzw. Ihr Haustarifvertrag).

C. Lage der Arbeitszeit
- Nachtarbeit (20:00 Uhr bis 6:00 Uhr) ist verboten (§ 8 Abs. 1 Satz 1 Mu-SchG).
- Sonn- und Feiertagsarbeit ist grundsätzlich verboten (§ 8 Abs. 1 Satz 1 MuSchG). Ausnahme: Sonn- und Feiertagesarbeit ist in Gesundheitseinrichtungen erlaubt, wenn der Schwangeren in jeder Woche einmal eine ununterbrochene Ruhezeit von mindestens 24 Stunden im Anschluss an eine Nachtruhe gewährt wird (§ 8 Abs. 4 MuSchG).

D. Freizeit
Die Ruhepausen richten sich nach den Bestimmungen des Arbeitszeitgesetzes. Besondere Bedeutung haben § 3, 4, 5 ArbZG.

4.4 Jugendarbeitsschutzgesetz

Geltungsbereich
Das Jugendarbeitsschutzgesetz (JArbSchG) gilt für jede Beschäftigung Jugendlicher. Jugendlicher im Sinne des Gesetzes ist, wer 15, aber noch nicht 18 Jahre alt ist. Bei der Dienstplangestaltung ist zu beachten:

A. Arbeitszeitunabhängige Beschäftigungsverbote
- Jugendliche dürfen nicht mit gefährlichen Arbeiten beschäftigt werden (§§ 22, 26, 27 Abs. 1 JArbSchG); beachte bei Schwangerschaft: §§ 3,4,6 MuSchG.

B. Dauer der Arbeit
- tägliche Arbeitszeit höchstens 8 Stunden (§ 8 Abs. 1 JArbSchG),
- Schichtarbeit (= tägliche Arbeitszeit und Ruhepausen im Sinne von betrieblicher Anwesenheit) höchstens 10 Stunden täglich (§ 12 JArbSchG),
- wöchentliche Arbeitszeit höchstens 40 Stunden ohne Ruhepausen (§ 8 Abs. 1 JArbSchG).

C. Lage der Arbeitszeit
- Nachtarbeit (20 bis 6 Uhr) ist verboten, jedoch in mehrschichtigen Betrieben bis 23 Uhr erlaubt (§ 14 Abs. 2 JArbSchG) – hierzu zählen Krankenhäuser;
- Beschäftigung nur an 5 Tagen in der Woche (§ 15 JArbSchG);
- keine Beschäftigung am 24. und 31.12. nach 14:00 Uhr und am 25.12., 01.01., 1. Osterfeiertag und 1. Mai (§ 18 Abs. 1, Abs. 2 JArbSchG);
- mindestens 2 Samstage im Monat sollen beschäftigungsfrei bleiben (§ 16 Abs. 2 Satz 2 JArbSchG), jeder 2. Sonntag soll beschäftigungsfrei bleiben (§ 17 Abs. 2 Satz 2 JArbSchG);
- mindestens 2 Sonntage im Monat müssen beschäftigungsfrei bleiben (§ 17 Abs. 3 Satz 2 JArbSchG).

D. Ersatzfreizeit

- Bei Samstag- und Sonntagsarbeit ist unabhängig von der Dauer für jeden Tag an einem anderen berufsschulfreien Arbeitstag derselben Woche Ersatzfreizeit zu gewähren (§§ 16 Abs. 3, 17 Abs. 3 Satz 1 JArbSchG).
- Bei Feiertagsarbeit an ausnahmefähigen Feiertagen ist ein zusätzlicher freier Tag zu gewähren und zwar in derselben oder der Folgewoche (§ 18 Abs. 3 JArbSchG).

E. Freizeit

- Ruhepausen:
  - bei mehr als 4,5 Stunden Arbeit: 30 Minuten,
  - bei mehr als 6 Stunden Arbeit: 60 Minuten (§ 11 Abs. 1 S. 2 JArbSchG),
  - länger als 4,5 Stunden hintereinander nicht ohne Pausen (§ 11 Abs. 2 S. 1 JArbSchG),
  - Ruhepausen frühestens 1 Stunde nach Beginn und spätestens 1 Stunde vor Ende der Arbeitszeit (§ 11 Abs. 2 S. 1 JArbSchG). Ruhepause ist Arbeitsunterbrechung von mindestens 15 Minuten (§ 11 Abs. 1 S. 3 JArbSchG),
- nach Beendigung der täglichen Arbeit muss eine ununterbrochene Freizeit von 12 Stunden anschließen (§ 13 JArbSchG). Dies bedeutet, dass die Schichtfolge Spätdienst mit Frühdienst am Folgetag nicht eingeplant werden kann.

F. Urlaub

Der Urlaub beträgt jährlich mind. 30 Werktage, wenn der Jugendliche zu Beginn des Kalenderjahres noch nicht 16 Jahre alt ist; mind. 27 Werktage vor dem vollendeten 17. Lebensjahr; mind. 25 Werktage, wenn der Jugendliche noch nicht 18 Jahre alt ist (§ 19 JArbSchG).

4.5 Bundesurlaubsgesetz und Jahresurlaubsplanung

Nach dem Mindesturlaubsgesetz für Arbeitnehmer (Bundesurlaubsgesetz – BUrlG) hat jeder Arbeitnehmer Anspruch auf bezahlten Urlaub (§ 1 BUrlG).

Geltungsbereich: Arbeitnehmer im Sinne des Gesetzes sind Arbeiter und Angestellte sowie die zu ihrer Berufsausbildung Beschäftigten (§ 2 Satz 1 BUrlG).

Das BUrlG regelt:
- *Dauer des Urlaubs:* jährlich mind. 24 Werktage (Werktage sind alle Kalendertage mit Ausnahme von Sonn- und Feiertagen) (§ 3 BUrlG). Abweichung durch Tarifvertrag zugunsten des Arbeitnehmers möglich (§ 13 Abs. 1 BUrlG),

- *Wartezeit:* voller Urlaubsanspruch nach sechsmonatigem Bestehen des Arbeitsverhältnisses (§ 4 BUrlG),
- *Teilurlaub:* Für jeden vollen Monat besteht Anspruch auf ein Zwölftel des Jahresurlaubs (§ 5 Abs. 1 BUrlG),
- *Ausschluss von Doppelansprüchen:* Kein Anspruch auf Urlaub besteht, wenn dem Arbeitnehmer für das laufende Jahr bereits von einem früheren Arbeitgeber Urlaub gewährt wurde (§ 6 Abs. 1 BUrlG),
- *Zeitpunkt, Übertragung und Abgeltung des Urlaubs:*
  - Bei der Festlegung des Urlaubs sind die Urlaubswünsche des Arbeitnehmers zu berücksichtigen, es sei denn, dass betriebliche Belange oder Urlaubswünsche anderer Mitarbeiter, die unter sozialen Gesichtspunkten den Vorrang verdienen, entgegenstehen (§ 7 Abs. 1 BUrlG).
  - Der Urlaub ist zusammenhängend (mind. 12 aufeinanderfolgende Werktage) zu gewähren (§ 7 Abs. 2 BUrlG), Abweichung ist durch Tarifvertrag möglich (§ 13 Abs. 1 S. 3 BUrlG).
  - Der Urlaub muss im laufenden Kalenderjahr gewährt und genommen werden. Eine Übertragung auf das nächste Kalenderjahr ist nur statthaft, wenn dringende betriebliche oder in der Person des Arbeitnehmers liegende Gründe dies rechtfertigen. Im Fall der Übertragung muss der Urlaub in den ersten drei Monaten des folgenden Kalenderjahres gewährt und genommen werden (§ 7 Abs. 3 BUrlG). Abweichung ist durch Tarifvertrag möglich (z. B. AVR).
- *Erwerbstätigkeit während des Urlaubs* widerspricht dem Urlaubszweck und ist deshalb nicht erlaubt (§ 8 BUrlG). Erlaubt sind gemeinnützige Arbeiten, eigener Hausbau, Gartenpflege und genehmigte Nebentätigkeiten. Auch Arbeiten im Betrieb des Ehepartners sind zulässig (LAG Köln, Urteil vom 21.09.2009 – 2 Sa 674/09). Den Kollegen während der Freizeit Auskunft zu geben, ist ebenfalls keine Erwerbstätigkeit, entspricht aber auch nicht der Ratio des Gesetzes. Es besteht auch keine Verpflichtung des Arbeitnehmers, dem Arbeitgeber seine Urlaubsanschrift mitzuteilen.
- *Erkrankung während des Urlaubs:* Erkrankt ein Arbeitnehmer während des Urlaubs, so werden die durch ärztliches Zeugnis nachgewiesenen Tage der Arbeitsunfähigkeit auf den Jahresurlaub nicht angerechnet (§ 9 BUrlG).

In Tarifverträgen wird zugunsten der Arbeitnehmer von der Dauer des gesetzlichen Mindesturlaubs abgewichen. So staffelt beispielsweise der TVöD den Jahresurlaubsanspruch zurzeit abhängig vom Lebensalter des Mitarbeiters. Durch das Ableisten von Nachtarbeitsstunden können sowohl im TVöD, dem AVR als auch in Haustarifen **Zusatzurlaubsansprüche** erworben werden. Je nach Anzahl der geleisteten Nachtarbeitsstunden (die in den o. g. Tarifen voneinander abweichen können) entstehen bis zurzeit vier bzw. sechs (im TVöD) Arbeitstage Zusatzurlaub.

Abgrenzung Sonderurlaub
Im TVöD, im AVR und in Haustarifen findet sich der Begriff Sonderurlaub. Sonderurlaub kann bei Vorliegen eines wichtigen Grundes unter Verzicht auf die Fortzahlung des Entgelts gewährt werden. Im AVR wird der Begriff Son-

derurlaub unter Fortzahlung der Vergütung für genehmigte Fort- und Weiterbildungsveranstaltungen verwendet. Meist wird der gewährte Sonderurlaub als Beschäftigungszeit bewertet. Dies unterscheidet den Sonderurlaub vom **unbezahlten Urlaub.**

Bei der Dienstplangestaltung ist zu beachten:

- Die Jahresurlaubsplanung sollte grundsätzlich zusammen mit der Jahresfortbildungsplanung erstellt werden.
- Die Anzahl der Mitarbeiter, die gleichzeitig in Urlaub gehen können, sollte zusammen mit dem Betriebsrat festgelegt werden.
- Die Jahresurlaubsplanung sollte so früh wie möglich erstellt werden (hierzu eignen sich Regelungen über eine Betriebsvereinbarung).
- Die Jahresurlaubsplanung ist vom Dienstvorgesetzten und anschließend vom Betriebsrat zu genehmigen. Erst nach Zustimmung des Betriebsrats ist dieser verbindlich.
- Ein einmal genehmigter Urlaub kann nicht einseitig (ohne zwingende betriebliche Gründe) widerrufen werden.
- Eine Änderung des Urlaubs auf Wunsch des Arbeitnehmers ist möglich, soweit betriebliche Interessen dem nicht entgegen stehen.
- Wurde dem Arbeitnehmer zu viel Urlaubsanspruch gewährt, trägt der Arbeitgeber das wirtschaftliche Risiko. Zu viel gewährter Urlaub darf nicht mit zukünftigen Urlaubsansprüchen verrechnet werden.

 Wichtiger Hinweis: Das Thema Urlaub ist generell gut geeignet für eine Rahmenvereinbarung (Betriebsvereinbarung) mit dem Betriebsrat.

Vorschläge zur betrieblichen transparenten Jahresurlaubsregelung:

- Festlegung, bis wann die Jahresurlaubsplanung aufgestellt sein muss,
- Festlegung, wie viele Urlaubstage fest verplant sein müssen,
- Festlegung, bis wann die Resturlaubstage verbindlich einzuplanen sind (z. B. nach den Sommerferien),
- Festlegung des betrieblichen Genehmigungsverfahrens,
- Festlegung von Urlaubsübertragung ins Folgejahr,
- Festlegung sozialer Gesichtspunkte bei der Gewährung von Urlaub,
- Festlegung, wie bei Streitigkeiten verfahren wird.

Vorteile einer kontrollierten Jahresurlaubs- und Fortbildungsplanung:

- keine Rückstellung durch nicht gewährten Urlaub (keine Verschlechterung der Unternehmensbilanz),
- Kompensation von zusätzlicher Fehlzeit (insbesondere durch Krankheit) möglich,
- hohe Mitarbeiterzufriedenheit,
- hohe Mitarbeiterbindung.

Zur Planung des Jahresurlaubs gibt es zahlreiche Berechnungsmethoden. Die meisten dieser Kalkulationen verfolgen das Ziel, zu ermitteln bzw. festzulegen wie viele Mitarbeiter pro Monat in Urlaub gehen müssen, sodass zum Ende des Kalenderjahres kein Resturlaub übrig bleibt.

Beispiel:
20 Vollkräfte / 38,5 Stunden pro Woche
30 Tage Urlaubsanspruch pro Mitarbeiter
1 Tag Arbeitszeitverkürzung (AZV) pro Mitarbeiter
2 Tage Zusatzurlaub Nachtdienst pro Mitarbeiter
Kalkulation:
20 Vollzeitkräfte x 33 Tage x 7,7 h = 5.028 h
5.028 h/52 = 96,7 h pro Woche oder ca. **2,5 Vollzeitkräfte**

2,5 Vollzeitkräfte müssen wöchentlich Urlaubs- bzw. AZV-Tage nehmen (ca. 13 % Ausfall), damit der gesamte Jahresurlaub und alle AZV-Tage abgebaut sind.

 Wichtiger Hinweis: Die Anzahl der Mitarbeiter, die gleichzeitig pro Woche in Urlaub und Fortbildung gehen können, sollte **20 % der monatlichen Soll-Arbeitszeit aller Mitarbeiter nicht überschreiten.**

Im o. g. Beispiel bedeutet dies, dass vier Vollzeitkräfte pro Woche gleichzeitig Urlaub bzw. Fortbildung haben dürfen.

In der Praxis finden sich aber auch Urlaubspläne mit einer Ausfallzeit von über 30 % (vgl. **Abb. 7**). Konsequenzen dieser Planung sind, dass weitere Ausfallzeiten (vor allem durch Krankheit) nicht kompensierbar sind.

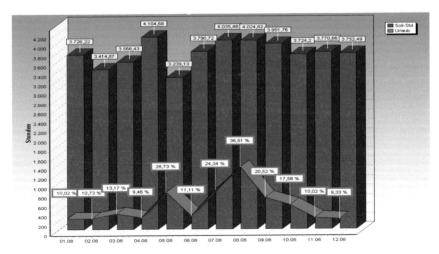

Abb. 7: Praxisbeispiel einer Jahresurlaubsplanung

Mögliche Gefahren drohen durch:

- Qualitätsdefizite,
- Unzufriedenheit,
- Überforderung,
- Anstieg von Fehlzeiten,
- Anstieg von Überstunden.

Wichtiger Hinweis: Monate mit geringer Fehlzeitenplanung (v. a. die Monate Januar bis April) müssen konsequent zum Abbau von Überstunden genutzt werden!

4.6 Entgeltfortzahlungsgesetz

Das Gesetz über die Zahlung des Arbeitsentgeltes an Feiertagen und im Krankheitsfall (Entgeltfortzahlungsgesetz – EFZG) regelt die Zahlung des Arbeitsentgeltes an gesetzlichen Feiertagen und die Fortzahlung des Arbeitsentgeltes im Krankheitsfall an Arbeitnehmer sowie die wirtschaftliche Sicherung im Bereich der Heimarbeit für gesetzliche Feiertage und im Krankheitsfall (§ 1 Abs. 1 EFZG).

Geltungsbereich: Arbeitnehmer im Sinne des Gesetzes sind Arbeiter und Angestellte sowie die zu ihrer Berufsausbildung Beschäftigten (§ 1 Abs. 2 EFZG).

Bei der Dienstplangestaltung ist zu beachten:

- Damit sich der Arbeitgeber auf die Arbeitsunfähigkeit (AU) einstellen kann, ist der Arbeitnehmer verpflichtet, dem Arbeitgeber die AU und deren voraussichtliche Dauer unverzüglich mitzuteilen (vgl. § 5 Abs. 1 EFZG und BAG Urteil. v. 31.08.1989, DB 1990, 790 = NZA 1990, 433). Im gleichen Sinn gilt dies für ärztlich verordnete Kuren. Auch eine Kurverlängerung muss sofort mitgeteilt werden. Es reicht nicht aus, dass Mitarbeiter in der Personalabteilung oder beim Pförtner die AU telefonisch anzeigen. Die AU-Meldung muss am direkten Einsatzort erfolgen, damit hier entsprechend geplant werden kann. Dieses Verfahren sollte über eine Betriebsvereinbarung geregelt werden.
- Kann der Arbeitnehmer aufgrund gesetzlicher Vorschriften von einem Dritten Schadensersatz wegen des Verdienstausfalls beanspruchen, hat der Arbeitnehmer unverzüglich die erforderlichen Angaben zu machen (vgl. § 6 EFZG). Bei der Dokumentation im elektronischen Dienstplan sind i. d. R. entsprechende Fehlzeiten hierfür vorgesehen (vgl. auch Kap. 4.8).

- Erkrankt der Arbeitnehmer während des Urlaubs (vgl. Kap. 4.5), werden im Dienstplan die Urlaubstage im Ist-Plan mit „Krank" dokumentiert, sofern die unverzügliche Anzeige erfolgt und eine ärztliche AU-Bescheinigung vorgelegt wird.

Die Arbeitspflicht des Arbeitnehmers und die Entgeltfortzahlungspflicht des Arbeitgebers richten sich nach der Arbeitsunfähigkeit bzw. Arbeitsfähigkeit des Arbeitnehmers. Solange der Arbeitnehmer teilweise arbeitsunfähig ist, besteht im Rechtssinn volle Arbeitsunfähigkeit. Die gesetzlichen Regelungen kennen die Teilarbeitsunfähigkeit grundsätzlich nicht, wie ein Urteil des Landesarbeitsgerichts (LAG) Köln bestätigt (Urteil vom 29.06.2007, Az. 11 Sa 238/07). Auch eine *teilweise* oder *verminderte Arbeitsfähigkeit* gibt es nicht. § 74 SGB V sieht jedoch die Möglichkeit zur stufenweisen Wiedereingliederung vor, was aber keine Teilarbeitsunfähigkeit bedeutet (vgl. Becker 2010).

In der betrieblichen Praxis anzutreffen ist, dass durch ärztliche Bescheinigung bestimmte Tätigkeiten (oder insbesondere Nachtarbeitszeiten) ausgeschlossen werden. Damit kann unter Umständen die arbeitsvertraglich vereinbarte Leistung durch den Arbeitnehmer nicht mehr vollumfänglich erbracht werden. Dem Arbeitnehmer kann durch den Arbeitgeber eine andere Tätigkeit angeboten werden (vgl. auch Barg 2010). Liegt die angebotene Arbeitsleistung nicht mehr im Rahmen des Arbeitsvertrags, kann der Arbeitgeber sie nicht einseitig zuweisen; dies könnte allenfalls durch eine einvernehmliche Vertragsänderung geschehen (vgl. Ruhnke 2005: 31–39).

Die Hürden für eine krankheitsbedingte Kündigung sind vom Gesetzgeber bewusst hoch gelegt. Die krankheitsbedingte Kündigung ist eine Kündigung aus Gründen, die in der Person des Arbeitnehmers (personenbedingte Kündigung) liegen. Die Arbeitsgerichte unterscheiden bei der krankheitsbedingten Kündigung vier typische Fallkonstellationen (auf die hier aber nicht näher eingegangen werden soll):

1. häufige Kurzerkrankungen,
2. dauernde Arbeitsunfähigkeit,
3. langandauernde Krankheit,
4. krankheitsbedingte Leistungsminderung.

Damit eine krankheitsbedingte Kündigung wirksam ist, müssen nach geltender Rechtsprechung die folgenden drei Voraussetzungen vorliegen (fehlt auch nur eine dieser Voraussetzungen, ist die Kündigung unwirksam):

1. negative Gesundheitsprognose des Arbeitnehmers,
2. eine zugunsten der Arbeitgebers bestehende Interessenbeeinträchtigung,
3. erhebliche Beeinträchtigung der betrieblichen oder wirtschaftlichen Interessen des Arbeitgebers.

Wird vom Arbeitgeber eine krankheitsbedingte Kündigung ausgesprochen, kann der Arbeitnehmer innerhalb von drei Wochen nach Zugang der Kündigung eine Kündigungsschutzklage erheben (vgl. Hensche 2010).

Fürsorgliche Maßnahmen des Arbeitgebers bei krankheitsbedingter Leistungseinschränkung, häufiger Kurzkrankheit oder langandauernder Krankheit des Arbeitnehmers (immer zusammen mit dem Betriebs- bzw. dem Personalrat):

1. Fehlzeitengespräche,
2. Rückkehrgespräche,
3. Angebot der Teilnahme am betrieblichen Gesundheitsmanagement (Eingliederungsmanagement),
4. Angebot von Coaching, Supervision,
5. Weiterbildungsangebote (Neuqualifizierung),
6. Angebot eines „leidensgerechten Arbeitsplatzes",
7. Angebot einer arbeitsvertraglichen Tätigkeitsänderung.

4.7   Pflegezeitgesetz

Das Gesetz über die Pflegezeit (Pflegezeitgesetz – PflegeZG) ist am 1. Juli 2008 als Artikel 3 des Pflege-Weiterentwicklungsgesetzes in Kraft getreten. Ziel des Gesetzes ist es, Beschäftigten die Möglichkeit zu eröffnen, pflegebedürftige nahe Angehörige in häuslicher Umgebung zu pflegen und damit die Vereinbarkeit von Beruf und familiärer Pflege zu verbessern (§ 1 Pflege-ZG).

Das Pflegezeitgesetz unterscheidet zwischen der **kurzzeitigen Arbeitsverhinderung** und der **Pflegezeit**:

1. Nach § 2 Pflegezeitgesetz können Beschäftigte bis zu zehn Arbeitstage der Arbeit fernbleiben, um einen pflegebedürftigen nahen Angehörigen in einer akut aufgetretenen Pflegesituation zu unterstützen (kurzzeitige Arbeitsverhinderung).
2. Zur regelmäßigen Pflege eines nahen Angehörigen kann nach §§ 3, 4 Pflegezeitgesetz bis zu einer Höchstdauer von sechs Monate Pflegezeit in Anspruch genommen werden (Voraussetzung: Die pflegebedürftige Person hat mind. in Pflegestufe I).

Als **nahe Angehörige** im Sinne des Gesetzes gelten:
• Großeltern und Eltern,
• Geschwister,
• Kinder und Enkelkinder,
• Schwiegereltern und Schwiegerkinder,
• Ehegatten und Lebenspartner,

- Partner einer eheähnlichen Gemeinschaft,
- eigene Kinder, Adoptiv- und Pflegekinder,
- Kinder, Adoptiv- und Pflegekinder des Ehegatten oder Lebenspartners.

Die **kurzzeitige Arbeitsbefreiung** soll dabei helfen, im Fall eines akuten Pflegebedarfs eine sofortige pflegerische Versorgung des betroffenen Angehörigen sicherzustellen und die notwendigen Organisationsschritte einzuleiten. Nach solchen Akutereignissen besteht ein Freistellungsanspruch für die Dauer von bis zu 10 Arbeitstagen, auf die sog. Arbeitsbefreiungstage (bis zu vier) anzurechnen sind (vgl. § 10 Abs. 2g AVR oder § 29 Abs. 1e TVöD bei schwerer Erkrankung bzw. Regelung in einem Haustarifvertrag).

Die **Pflegezeit** dient dazu, einen nahen Angehörigen, bei dem **mindestens Pflegestufe I** festgestellt ist, längerfristig in häuslicher Umgebung selbst pflegen zu können. Hierfür besteht ein Anspruch auf Freistellung von der Arbeitsleistung für bis zu 6 Monaten (in einem „Stück"). In Abstimmung mit dem Arbeitgeber kann auch lediglich eine Teilfreistellung von der Arbeit gewählt werden. Während bei der kurzzeitigen Arbeitsbefreiung das Arbeitsentgelt nach Maßgabe der arbeits- oder tarifvertraglichen Regelungen bzw. der gesetzlichen Regelung in § 616 BGB fortgezahlt wird, handelt es sich bei der Pflegezeit um eine unbezahlte Freistellung. Nach dem Pflegezeitgesetz sind Arbeitnehmer verpflichtet, dem Arbeitgeber die kurzzeitige Arbeitsverhinderung unverzüglich und die Inanspruchnahme von Pflegezeit mindestens 10 Arbeitstage vorher schriftlich anzukündigen.

Das PflegeZG regelt im Detail:

- *Anspruchsumfang:* Beschäftigte haben das Recht, bis zu **zehn Arbeitstage** der Arbeit fernzubleiben, wenn dies erforderlich ist, um für einen pflegebedürftigen nahen Angehörigen in einer akut aufgetretenen Pflegesituation eine bedarfsgerechte Pflege zu organisieren oder eine pflegerische Versorgung in dieser Zeit sicherzustellen (§ 2 Abs. 1 PflegeZG).
- *Anzeige- und Nachweispflicht:* Beschäftigte sind verpflichtet, dem Arbeitgeber ihre Verhinderung an der Arbeitsleistung und deren voraussichtliche Dauer unverzüglich mitzuteilen. Dem Arbeitgeber ist auf Verlangen eine ärztliche Bescheinigung über die Pflegebedürftigkeit des nahen Angehörigen und die Erforderlichkeit der in Absatz 1 genannten Maßnahmen vorzulegen (§ 2 Abs. 2 PflegeZG). Wer Pflegezeit beanspruchen will, muss dies dem Arbeitgeber **spätestens zehn Arbeitstage vor Beginn schriftlich ankündigen und gleichzeitig erklären, für welchen Zeitraum und in welchem Umfang die Freistellung von der Arbeitsleistung in Anspruch genommen werden soll.** Wenn nur teilweise Freistellung in Anspruch genommen wird, ist auch die gewünschte Verteilung der Arbeitszeit anzugeben (§ 3 Abs. 3 PflegeZG).
- *Ausschluss von Doppelansprüchen:* Der Arbeitgeber ist zur Fortzahlung der Vergütung nur verpflichtet, soweit sich eine solche Verpflichtung aus

anderen gesetzlichen Vorschriften oder aufgrund einer Vereinbarung ergibt (§ 2 Abs. 3 PflegeZG).

- *Arbeitsfreistellung:* Beschäftigte sind von der Arbeitsleistung vollständig oder teilweise freizustellen, wenn sie einen pflegebedürftigen nahen Angehörigen in häuslicher Umgebung pflegen (Pflegezeit). Der Anspruch nach Satz 1 besteht nicht gegenüber Arbeitgebern mit in der Regel 15 oder weniger Beschäftigten (§ 3 Abs. 1 PflegeZG). Wenn nur teilweise Freistellung in Anspruch genommen wird, haben Arbeitgeber und Beschäftigte über die Verringerung und die Verteilung der Arbeitszeit eine schriftliche Vereinbarung zu treffen. Hierbei hat der Arbeitgeber den Wünschen der Beschäftigten zu entsprechen, es sei denn, dass dringende betriebliche Gründe entgegenstehen (§ 3 Abs. 1 PflegeZG).
- *Dauer:* Die Pflegezeit nach § 3 beträgt für jeden pflegebedürftigen nahen Angehörigen längstens sechs Monate (Höchstdauer). Für einen kürzeren Zeitraum in Anspruch genommene Pflegezeit kann bis zur Höchstdauer verlängert werden, wenn der Arbeitgeber zustimmt. Eine Verlängerung bis zur Höchstdauer kann verlangt werden, wenn ein vorgesehener Wechsel in der Person des Pflegenden aus einem wichtigen Grund nicht erfolgen kann. Die Pflegezeit wird auf Berufsbildungszeiten nicht angerechnet (§ 4 Abs. 1 PflegeZG).

Die Folgen des Pflegezeitgesetzes für die Personaleinsatzplanung sind vielfältig. Mitarbeiter haben das Recht auf

- „spontanen Pflegeurlaub" bis zu 10 Tagen,
- Pflegezeit bis zu sechs Monaten,
- Verringerung der Arbeitszeit oder
- Neuverteilung der Arbeitszeit.

Das Hauptproblem für Personaleinsatzplaner besteht in der kurzfristigen Personalersatzbeschaffung.

4.8 Regelungen aus SGB V (Krankenversicherung)

Versicherte haben Anspruch auf Krankengeld, wenn die Krankheit sie arbeitsunfähig macht (§ 44 Abs. 1 SGB V) und diese durch einen Arzt festgestellt wird (§ 46 Abs. 1 SGB V) oder wenn es nach ärztlichem Zeugnis erforderlich ist, dass sie zur Beaufsichtigung, Betreuung oder Pflege ihres erkrankten und versicherten Kindes der Arbeit fernbleiben (§ 45 Abs. 1 SGB V).

Damit die Fehlzeiten durch die Lohnbuchhaltung korrekt abgerechnet werden können, müssen sie richtig im Dienstplan dokumentiert werden. Bei der Dienstplandokumentation ist zu unterscheiden, ob die Arbeitsunfähigkeit (AU) im Soll- oder im Ist-Plan eingetragen wird.

- Ist die AU bei der Soll-Dienstplanung bereits bekannt, wird Krank bzw. Kur mit der durchschnittlichen Arbeitszeit pro geplanter AU dokumentiert (KG – Krank geplant):

	Mo	Di	Mi	Do	Fr	Sa	So
Soll	KG 7,7 h	KG 7,7 h	KG 7,7 h	KG 7,7 h	KG 7,7 h		
Ist	K	K	K	K	K	K	K

- Akute AU wird im Ist-Dienstplan eingetragen. Krank wird mit den geplanten Arbeitsstunden bewertet:

	Mo	Di	Mi	Do	Fr	Sa	So
Soll	F 8 h	F 8 h	Frei 0 h	N 10 h	N 10 h	N 10 h	N 10 h
Ist	K	K	K	K	K	K	K

- Da in vielen Tarifverträgen AU mit entsprechender Pauschale vergütet wird, Doppelansprüche aber ausgeschlossen sind, müssen in elektronischen Dienstplänen, die ihre Daten direkt an das Lohnprogramm übergeben, andere Fehlzeitkürzel als „K" verwendet werden. In unserem Haus werden bspw. die Kürzel „KoP" bzw. „KiK" verwendet. Die Fehlzeit **K**ind **K**rank wird bei der Versorgung eines erkrankten Kindes dokumentiert. **K**rank ohne **P**auschale wird im Dienstplan dokumentiert, wenn Krankheit nach Dienstaufnahme eintritt.
- AU muss an allen Kalendertagen, für die eine ärztliche Bescheinigung vorliegt, im Dienstplan eingetragen werden – also auch über Tage, die nicht mit Dienst geplant sind. Dies ist insbesondere bei Mitarbeitern mit geringem Beschäftigungsumfang wichtig (vgl. Entgeltfortzahlungsgesetz).

4.9 Regelungen aus SGB IX (Schwerbehindertenschutz)

Das Sozialgesetzbuch Neuntes Buch (SGB IX) enthält Regelungen für behinderte und von Behinderung bedrohte Menschen, die bei der Dienstplangestaltung zu berücksichtigen sind.

- In § 124 SGB IX ist festgelegt, dass schwerbehinderte Menschen auf Verlagen von Mehrarbeit freizustellen sind. Dies bedeutet nicht, dass ein Anspruch auf Freistellung vom Nachtdienst oder die Einhaltung einer 5-Tage-Woche besteht.
- Schwerbehinderte Menschen haben nach § 125 SGB IX Anspruch auf fünf Zusatzurlaubstage, wenn für das ganze Kalenderjahr die Schwerbehinderteneigenschaft besteht (ansonsten anteilig).

Schwerbehinderte Menschen haben gegenüber ihren Arbeitgebern nach § 81 Abs. 4 Nr. 4 SGB IX Anspruch auf behinderungsgerechte Einrichtung und Unterhaltung der Arbeitsstätten einschließlich der Betriebsanlagen, Maschinen und Geräte sowie der Gestaltung der Arbeitsplätze, des Arbeitsumfelds, der Arbeitsorganisation und der Arbeitszeit, unter besonderer Berücksichtigung der Unfallgefahr. Ein Nachtarbeitsplatz ist deswegen unter Mitwirkung des Integrationsamtes schwerbehindertengerecht einzurichten. Schwerbehinderte Menschen haben nach § 81 Abs. 4 Nr. 4 SGB IX einen einklagbaren Anspruch auf behinderungsgerechte Gestaltung der Arbeitszeit, soweit dies für den Arbeitgeber nicht unzumutbar oder mit unverhältnismäßigen Aufwendungen verbunden ist. Hieraus kann sich die Pflicht des Arbeitgebers ergeben, keine Nachtarbeit anzuordnen und die Arbeitszeit auf die 5-Tage-Woche zu beschränken (vgl. BAG Urteil v. 03.12.2002, NZA 2004, 1219).

4.10 Datenschutzgesetz

Datenschutz bezeichnet den Schutz personenbezogener Daten vor Missbrauch. Im Dienstplan sind personenbezogene Dienstfolgen dokumentiert, die vor Missbrauch zu schützen sind.

- Dienstpläne sollten, wenn sie in der Abteilung ausgehängt werden, nur in nicht öffentlich zugänglichen Räumen einsehbar sein.
- Elektronische Dienstpläne sind über eine Benutzerberechtigung zu schützen.
- Dienstpläne der gesamten Abteilung sollten nicht an Mitarbeiter ausgegeben werden.
- Dienstpläne sollten nicht zuhause geschrieben werden.

5   Tarifverträge, Betriebs- und Dienstvereinbarungen

Tarifverträge haben direkte Konsequenzen für die Dienstplanung. In vielen Unternehmen werden eigens für das Thema Dienstplangestaltung Betriebs- und Dienstvereinbarungen, aber auch Verfahrensanweisungen aufgestellt. Ziel dieser Vereinbarungen sind transparente und einheitliche Handlungsrahmen, die für alle Beteiligten bindend sind.

In der Praxis haben u. a. tarifvertragliche Änderungen folgende Bedeutung:
- Änderung der wöchentlichen Arbeitszeit
  → Anpassung von Arbeitszeitmodellen
- Änderung der Bereitschaftsdienststufen
  → Anpassung der Bereitschaftsdienstmodelle
- Änderung der Stunden für Zusatzurlaub bei Nachtdiensten
  → evtl. Anpassung der Nachtdienstplanung
- Änderung von Ausgleichszeiträumen
  → Anpassung der Freizeitausgleichsplanung bei Überstunden
- Einführung oder Änderung von Ampelkonten
  → Anpassung der Personalplanung an die Rahmen der Ampelkonten

Regelungen zur Dienstplangestaltung werden häufig über Betriebs- und Dienstvereinbarungen oder über Verfahrensanweisungen konkretisiert:

- Grundsätzliche Regelungen zur Dienstplangestaltung sind bspw.:
  – Feststellung, wer Dienstpläne aufstellt,
  – Verantwortung für die Dienstplangestaltung,
  – Verfahren, bis wann diese erstellt und genehmigt werden,
  – max. Anzahl von Dienstfolgen, Genehmigung von Diensttausch,
  – Verfahren zur Begründung von Über-/Mehrarbeitsstunden,
- Regelungen zur Anordnung von Überstunden, Mehrarbeit und Freizeitausgleich,
- Urlaubsregelung,
- Regelungen zur Fort- und Weiterbildung sowie zu Dienstreisen,
- Abwesenheitsregelung,
- Regelungen zur Nebentätigkeiterlaubnis,
- Regelungen zur Rahmenarbeitszeitgestaltung (Gleitzeit- und Kernzeitregelung),
- Regelungen zu Wege- und Umkleidezeiten (Rüstzeiten),
- abweichende Regelungen zum ArbZG (z. B. Ruhezeit),
- Regelungen zu Arbeitszeitkonten,
- Regelungen zur elektronischen Dienstplandokumentation und zur elektronischen Zeiterfassung.

Die Vertragsparteien verfolgen über die o. g. Vereinbarungen mehrere Ziele:

- Patienten- und Aufgabenorientierung der Dienstplangestaltung,
- Planungs- und Abrechnungssicherheit für Arbeitgeber und Arbeitnehmer,
- Gleichbehandlungsgrundsätze bei der Dienstplangestaltung,
- Mitarbeiterorientierung (Dienstplangestaltung als Steuerungs- und Führungsinstrument).

6 Empfehlungen für eine menschengerechte Arbeitszeitgestaltung

Eine menschengerechte Arbeitszeitgestaltung orientiert sich an der körperlichen Unversehrtheit, der Freiheit, der Entfaltung der Persönlichkeit, der Gleichheit und der Würde jedes einzelnen Menschen. Grundlagen hierfür sind u. a. die Menschenrechte und das Grundgesetz der Bundesrepublik Deutschland. Das Ziel einer menschengerechten Arbeitszeitgestaltung ist mit dem Begriff „Gesundheit" zu erfassen. Die Weltgesundheitsorganisation (WHO= World Health Organisation) definiert Gesundheit als den Zustand „vollständigen körperlichen, geistigen und sozialen Wohlbefindens".

Einen starken Einfluss auf die Bedingungen einer menschengerechten Arbeitszeitgestaltung haben die jeweilige Kultur und das in dieser Kultur vorherrschende Menschenbild. Menschliche Arbeit ist, so das berechtige Argument der Ökonomen, auch ein Produktivitätsfaktor bei der Erstellung von Gütern und Dienstleistungen. Langfristig soll ein Mehrwert durch menschliche Arbeitskraft erzielt werden und das ökonomische Prinzip erhalten bleiben.

In der betrieblichen Praxis realisiert sich immer häufiger der hohe Stellenwert einer menschengerechten Arbeitszeitgestaltung. Dabei verfolgen die Unternehmen nicht nur Arbeitnehmerinteressen, sondern begreifen eine menschengerechte Arbeitszeitgestaltung auch als Personalmarketinginstrument. Wettbewerbsvorteile werden sich besonders bei der Personalsuche, Personalzufriedenheit und Personalmotivation versprochen – Stichwort Auszeichnung „Bester Arbeitgeber des Jahres" (als Wettbewerbsvorteil).

Bei der Neufassung oder Überarbeitung von Arbeitsgesetzen wurde der Bezug zu den „gesicherten arbeitswissenschaftlichen Erkenntnissen" hergestellt. Im Arbeitszeitgesetz (§ 6 ArbZG) und im Arbeitsschutzgesetz (§ 4 ArbSchG) werden zu den allgemeinen Grundsätzen die gesicherten arbeitswissenschaftlichen Erkenntnisse aufgeführt, die vom Arbeitgeber zu berücksichtigen sind. Gesicherte arbeitswissenschaftliche Erkenntnisse sind solche, hinsichtlich derer in Fachkreisen eine eindeutige überwiegende Meinung darüber besteht, dass ihre Anwendung zweckmäßig und mit angemessenen Mitteln durchführbar ist.

6.1 Arbeitszeitstrukturen im Krankenhaus

6.1.1 Zur Lage von Arbeitszeiten

Die Lage der Arbeitszeit bezeichnet den Beginn und das Ende der täglichen bzw. wöchentlichen Arbeitszeit. Der Klinikbetrieb wird im Wesentlichen durch den Schichtbetrieb geprägt.

Folgende Arbeitszeitregelungen sind in der Praxis vorzufinden:

- Wechsel zwischen Früh-/Spät-/Nachtarbeit (Dreierschicht),
- Wechsel ohne Nachtarbeit (Zweierschicht),
- nur Früh-, Spät- oder Nachtarbeit,
- Zwischendienste (zeitlich versetzte Früh-/Spät/Nachtarbeit),
- geteilte Dienste (zwei halbe Schichten mit Pausenzeit),
- Bereitschaftsdienste, Rufbereitschaftsdienste (in Kombination mit Früh-/Spät-/Nachtarbeit).

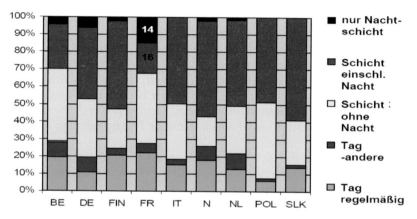

Abb. 8: Verteilung der Schichtarbeit bei Pflegekräften (Quelle: NEXT-Studie 2006)

Der regelmäßige Wechsel zwischen Früh-/Spät-/Nachtarbeit (Dreierschicht) ist die häufigste Arbeitsform bei Pflegekräften (vgl. **Abb. 8**). In bettführenden Abteilungen wird die Arbeitszeit in Form der Regelarbeitszeit geleistet, das bedeutet, ohne die Kombination mit Ruf- oder Bereitschaftsdiensten. Vor allem in sogenannten Funktionsbereichen wie OP und Anästhesie wird die 24-Stunden-Versorgung durch die Anordnung von Bereitschaftsdiensten gewährleistet. Die besondere Belastung lag – vor der Umsetzung der EU-Arbeitszeitrichtlinie – vor allem darin, dass im Anschluss an den Bereitschaftsdienst am Folgetag eine reguläre Arbeitsschicht folge. Die Anzahl der monatlichen Bereitschaftsdienste liegt durchschnittlich bei fünf bis sechs Diensten.

6.1.2 Zur Dauer von Arbeitszeiten

Oft entspricht die Dauer der täglichen Regelarbeitszeit in der Krankenpflege der durchschnittlichen täglichen tariflichen Arbeitszeit. Davon wird häufig bei der Dauer der Nachtarbeit abgewichen. Nachtarbeitszeiten, ausschließlich der Pausen, betragen immer noch häufig 9 bis 10 Stunden. Die Gründe, die hierfür genannt werden sind, vielfältig.

Pflegende im Schichtdienst leisten ein Drittel ihrer Arbeitszeiten im Nachtdienst ab. Dabei zeigen Studien, dass 25 % der Beschäftigten mehr als sieben Nachtdienste hintereinander arbeiten. 50 % der Pflegekräfte leisten bis zu vier Nachtdienste in Folge und 25 % leisten zwischen fünf bis sechs Nachtdienste am Stück. Nach gesicherten arbeitswissenschaftlichen Erkenntnissen sollten nicht mehr als vier Nachtschichten in Folge geleistet werden (vgl. Kap. 6.1.5). Arbeitspausen als wichtiger Bestandteil zur Regeneration werden häufig in Nachtdiensten nicht realisiert. Hierfür genannte Gründe sind bspw., dass Pausenablösungen nicht gestellt werden können oder häufige Störungen der Pausen auftreten.

Auch ist durch zahlreiche Studien bekannt, dass gerade Pflegekräfte regelmäßig Mehrarbeit bzw. Überstunden leisten. Dadurch verlängert sich die Dauer der Arbeitszeit. Konsequenzen sind:

- Die angefallene Mehrarbeit/Überstunden müssen durch Freizeitausgleich (FZA) kompensiert werden.
- Können diese nicht über FZA abgebaut werden, müssen sie abgegolten werden (Personalkosten steigen).
- Gerade beim Wechsel von Spät- auf Frühschicht können Ruhezeiten nicht eingehalten werden.
- Verkürzung der Regenerations- und Freizeit.

6.2 Arbeitszeitstrukturen als Belastungsfaktoren

„Die Gestaltung der Arbeitszeiten hat hohen Einfluss auf Wohlbefinden, Gesundheit und die Sicherheit der Arbeit. Sie greift tief in das soziale Leben der Beschäftigen ein, bestimmt die Vereinbarkeit von Familie und Beruf, entscheidet darüber, ob Freizeit sinnvoll genutzt werden kann oder nicht" (Bundesanstalt für Arbeitsschutz und Arbeitsmedizin 2007: 6). Ob die Beanspruchung auch zur Belastung wird, ist von individuellen Faktoren abhängig. Rohmert und Rutenfranz haben dies 1975 im klassischen Belastungs-Beanspruchungs-Konzept dargestellt. Ob es zu subjektiven und/oder zu objektiven Beschwerden kommt, hängt im Wesentlichen von persönlichen, umweltbezogenen und familiären Faktoren ab.

„Nacht- und Schichtarbeiter sind durch ihre zeitverschobenen, wechselnden und zu ungünstigen Zeiten liegenden Arbeitszeiten höher belastet als Beschäftigte in regelmäßiger Tagarbeit, da der normale Rhythmus der körperlichen Funktionen wie auch eine verlässliche Teilnahme am sozialen und Familienleben gestört wird. Nach § 6 Abs. 1 ist deshalb die Arbeitszeit von Nacht- und Schichtarbeitnehmern nach den gesicherten arbeitswissenschaftlichen Erkenntnissen über die menschengerechte Gestaltung der Arbeit festzulegen, um dadurch negative Auswirkungen physischer und psychischer Art zu minimieren. Die arbeitswissenschaftlichen Erkenntnisse dienen dazu, die Gesundheit der Beschäftigten langfristig zu sichern und zu erhalten.

Diese arbeitswissenschaftlichen Erkenntnisse gelten primär für Nacht- und Schichtarbeit, aber solange noch keine speziellen Erkenntnisse zu Auswirkungen von Bereitschaftsdiensten vorliegen, sollten sie im Sinne des Arbeitsschutzes für jede Beschäftigung in der Nachtzeit beachtet werden" (Bundesanstalt für Arbeitsschutz und Arbeitsmedizin 2008: 15–17).

6.3 Praktische Gestaltungsempfehlungen

Das Bundesverfassungsgerichtsurteil zur Nachtarbeit von Frauen von 1992 bestätigt, dass die Arbeit im Schichtdienst unter Einbeziehung der Nachtarbeit eine zusätzlich zur Arbeitstätigkeit bestehende Belastung darstellt. Bezüglich dieses auf wissenschaftlichen Untersuchungen basierenden Urteils hat der Gesetzgeber durch die Aufnahme spezifischer Schutzmaßnahmen in das Arbeitszeitgesetz reagiert. Auch das Arbeitsschutzgesetz zielt auf Maßnahmen der menschengerechten Gestaltung der Arbeit.

Praktische Gestaltungsempfehlungen sind zahlreich publiziert. Die Bundesanstalt für Arbeitsschutz und Arbeitsmedizin gibt auf Grundlage *arbeitswissenschaftlicher Erkenntnisse* folgende Empfehlungen:

Nachtschichten: Wissenschaftlich ist erwiesen, dass sich die physiologischen Funktionen des Menschen nicht vollständig an Nachtarbeit anpassen können, auch wenn viele Nachtarbeiter subjektiv diesen Eindruck haben. Deshalb wird eine möglichst geringe Anzahl von aufeinander folgenden Nachtschichten empfohlen, auch um möglichst schnell wieder nach dem üblichen Tagesrhythmus zu leben. Konkret empfohlen werden maximal vier Nachtschichten in Folge, und das gilt sowohl für die Nachtschichten in klassischen Schichtsystemen als auch für Bereitschaftsdienste, die im Anschluss an Regeldienste die Nachtzeit abdecken.

Ruhezeit nach Nachtschichten: Arbeitsleistung in der Nacht stellt eine besondere Belastung für den Beschäftigten dar. Um eine angemessene Erholung zu ermöglichen, soll nach einer Folge von Nachtschichten eine ausreichende Ruhezeit gewährt werden. Für Schichtarbeiter werden mindestens 24 Stunden nach einem Nachtschichtblock empfohlen.

Arbeitsbeginn bei Frühschichten: Frühschichten sollten nicht zu früh beginnen, um einem Schlafdefizit vorzubeugen. Durch längere Wegezeiten kann die Nachtschlafzeit erheblich verkürzt werden, zumal es Hinweise darauf gibt, dass Schichtarbeiter vor einer Frühschicht nicht früher einschlafen können. Deshalb ist ein Frühschichtbeginn um 6:30 Uhr besser als um 6:00 Uhr bzw. um 6:00 Uhr besser als um 5:30 Uhr.

Wochenende: Da in unserer Gesellschaft das Wochenende einen hohen Stellenwert für Familienleben und Freizeit hat, sollte darauf geachtet werden, dass am Wochenende ein möglichst langer Freizeitblock liegt, der mindestens einen Samstag oder einen Sonntag einschließt.

Schichtfolgen: Ungünstige Schichtfolgen sollten vermieden werden. Das bezieht sich auf die Rotationsgeschwindigkeit, die Rotationsrichtung und das Auftreten von einzeln eingestreuten Arbeitstagen in Schichtsystemen. Kurzrotierte Systeme, in denen die verschiedenen Schichten in einer kürzeren Abfolge aufeinander folgen (z. B. Früh-Früh-Spät-Spät-Nacht-Nacht) sind sogenannten langrotierten Systemen (mit z. B. jeweils 7 Früh-, Spät und Nachtschichten in Folge) vorzuziehen. Durch eine kurze Rotation ergeben sich häufiger längere Ruhezeiten zwischen den Schichten bzw. Schichtfolgen. Außerdem wirkt sich erwiesenermaßen eine Vorwärtsrotation (Früh-Spät-Nacht) positiver auf das Schlafverhalten und das allgemeine Wohlbefinden aus, als eine Rückwärtsrotation (Nacht-Spät-Früh). Hier liegt der Grund ebenfalls in der längeren Ruhezeit zwischen den Schichten und zudem in der dem Menschen eigenen Circadianperiodik, die etwas mehr als 24 Stunden beträgt. Zum Dritten sind einzeln eingestreute Arbeitstage zu vermeiden, die einen längeren Freizeitblock zerteilen und somit Erholung und vor allem Freizeit behindern.

Massierung von Arbeitszeit: Die Anzahl von Arbeitstagen in Folge sollte begrenzt werden, da eine solche Massierung von Arbeitszeit eine erhöhte Belastung darstellt und sich der Bedarf an reinen Erholzeiten erhöht. Die häufig von Beschäftigten gewünschten langen Freizeitblöcke sind jedoch nur über eine Massierung von Arbeitstagen zu erreichen. Hier gilt es, einen ausgewogenen Kompromiss herzustellen zwischen Arbeitsbelastung und Freizeit. Ebenso wendet sich diese arbeitswissenschaftliche Empfehlung auch gegen eine Massierung von Arbeitszeiten an einem Tag, wie es z. B. bei 12-Stunden-Schichten oder Kombinationen aus Vollarbeitszeit und Bereitschaftsdienst der Fall ist.

Vorhersehbarkeit und Überschaubarkeit: Schichtpläne sollten vorhersehbar und überschaubar sein. Da die Planung des Familienlebens und der Freizeit für Schichtarbeiter ohnehin erschwert ist, sollten einmal aufgestellte Pläne für die Beschäftigten verlässlich und überschaubar sein, möglichst wenig und vor allem nicht kurzfristig von Arbeitgeberseite geändert werden.

Arbeitsbelastung: Die Schichtlänge ist an die Arbeitsbelastung anzupassen. Um eine solche Kopplung der Schichtlänge an die zu erfüllenden Aufgaben und Arbeitsinhalte vorzunehmen, sind Tätigkeits- und Belastungsanalysen empfehlenswert. Daneben ist geregelt, dass Nachtarbeitnehmer Anspruch auf regelmäßige arbeitsmedizinische Untersuchungen haben (§ 6 Abs. 3 ArbZG). Außerdem muss Nachtarbeit angemessen honoriert werden, entweder durch bezahlte freie Tage (Urlaub) oder einen Zuschlag auf das Entgelt (§ 6 Abs. 5 ArbZG). Ein Ausgleich über Freizeit ist auf jeden Fall einem finanziellen Zuschlag vorzuziehen, um die Arbeitsbelastung zu reduzieren und ein Freizeit- und Familienleben in ausreichendem Maße zu ermöglichen. Tarifverträge regeln diese Vorgabe häufig für Nacht- und Schichtarbeiter über die Gewährung von zusätzlichen Urlaubstagen (vgl. Bundesanstalt für Arbeitsschutz und Arbeitsmedizin 2008: 15–17).

7 Empfehlungen für eine betriebs-
wirtschaftliche Arbeitszeitgestaltung

7.1 Strukturen und Prozesse (Input)

Zu unterscheiden sind die Begriffe Struktur und Prozess. Unter Struktur werden alle Voraussetzungen, die zur Erbringung einer Leistung notwendig sind, verstanden (vgl. Görres 1999: 188 f.):

- Personalstruktur (z. B. Qualifikation),
- Ausstattung.

Unter Prozess werden Art und Umfang der Leistungen verstanden (vgl. Görres, SB 2: 8):

- Pflegeorganisation (z. B. Stationsbelegungssteuerung, Übergabe),
- Teamkoordination (z. B. Teambesprechung),
- Qualitätsmanagement (z. B. Supervision, Qualitätszirkel)
- Führungsmethodik (z. B. Einarbeitungskonzepte, Stationskonzepte).

Nachfolgend wird auf die Personalstruktur anhand der Personalbedarfsermittlung, der Personalkosten und der Personalentwicklung als Input-Faktoren näher eingegangen.

7.1.1 Personalbedarfsermittlung

Aufgabe der Personalbedarfsermittlung ist die Sicherung der Unternehmensziele:

1. gesellschaftspolitischer Auftrag des Unternehmens,
2. wirtschaftlicher Auftrag (an die Geschäftsführung),
3. betrieblicher Auftrag der einzelnen Berufsgruppen.

Die Personalbedarfsermittlung verfolgt das Ziel, den benötigten Personalbestand entsprechend dem konkret festgelegten Leistungsprogramm (Leistungskapazität – nach *Leistungsart und Leistungsmenge*) zu ermitteln. Sie bildet damit die (Soll-)Grundlage der (Soll-)Personalplanung nach Qualifikation, nach Arbeitsplätzen und nach zeitlicher und örtlicher Gliederung. Organisatorische Daten werden über das Organigramm und den dazugehörigen Stellenplan abgebildet. Die Personalabteilung führt den Stellenbewirtschaftungsplan pro Kostenstelle und je Planstelle im elektronischen Personalinformationssystem. Hierbei ist zwischen Soll- und Ist-Kapazität der einzelnen Planstelle zu unterscheiden.

Organigramm und Stellenplan gliedern ein Unternehmen in Teileinheiten (Stellenbildung), ordnen diesen Aufgaben und Kompetenzen zu und ermöglichen so die Koordination der verschiedenen Organisationseinheiten.

Beispiel Leistungsplanung/Personalplanung einer bettenführenden Station:

- **Leistungsmenge**
Aus der angestrebten Fallzahl pro Jahr, der statistischen mittleren Verweildauer, den Pflegetagen und weiteren Kennzahlen sollte die Leistungsmenge kalkuliert werden – diese Kalkulation wird häufig vernachlässigt. Durch die Anzahl der aufgestellten Betten soll die Leistungsmenge gesichert werden. Zur Zielerreichung wird der Personalbedarf mit einer 100%igen Auslastung der Betten ermittelt. Nach sechs, spätestens aber nach 12 Monaten sollte die Personalstärke anhand der tatsächlichen Leistungsmenge (Kapazitätsauslastung) überprüft und angepasst werden.

- **Leistungsart**
Die Personalqualifikation richtet sich nach der Leistungsart. Die Personalplanung bspw. einer Stroke-Unit-Abteilung der Neurologie unterscheidet sich grundsätzlich von der Personalplanung einer Belegbettenabteilung für HNO oder einer Intensivstation. Der Personalbedarf sollte differenziert nach Leistungserbringung erstellt werden. Die Leistungserbringung unterscheidet ärztliche Leistung, Pflegefachleistung, Logopädieleistung, Physio- und Ergotherapieleistung, hauswirtschaftliche Leistung, Reinigungsleistung, Hotelleistung, unterschiedlichste Service- und Organisationsleistungen.

Eine abschließende Kosten-Nutzen-Analyse soll Klarheit über Sach- und Personalaufwand und zu erwartende Erlöse bringen.

Grundlagen dieser Planungen sind (vgl. auch **Abb. 9**),

- dass gewählte Organisationskonzept,
- Serviceangebot und Qualitätsstandard,
- alle Kern- und Nebenleistungen (Primär- und Sekundärleistungen),
- gesetzliche, betriebliche und tarifliche Bestimmungen,
- die ökonomischen Rahmenbedingungen des Unternehmens.

Der Personalbedarf kann grundsätzlich über mehrere Methoden ermittelt werden:

1. Berechnung auf Basis von Leistungseinheiten,
2. Berechnung nach der Arbeitsplatzmethode,
3. Berechnung auf Basis von Anhalts-/Kennzahlen,
4. Berechnung auf Basis der InEK-Kalkulationsdaten.

In der Praxis wird oft eine Kombination aus den o. g. Methoden zur Personalbedarfsermittlung herangezogen.

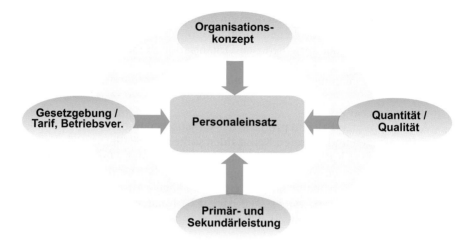

Abb. 9: Rahmenbedingungen des Personaleinsatzes (eigene Darstellung nach Platz-köster; Zimolong 2008: 9)

Zu 1: Berechnung auf Basis von Leistungseinheiten

Bei der Berechnung auf Basis von Leistungseinheiten stehen grundsätzlich zwei Fragen im Fokus:

1. Welche Leistungen werden erbracht?
2. Wie viel Zeit wird für die Erbringung der einzelnen Leistungen benötigt?

Die Vorteile einer Personalbedarfsberechnung auf Basis von Leistungseinheiten sind:

- Möglichkeit zur Berechnung auf Basis des jeweiligen Leistungsspektrums,
- hohe Transparenz.

Beispielrechnung
Leistung: Bronchoskopie
Leistungsmenge pro Jahr: 500
Personalbindungsminuten pro Leistung: 40
Personalbedarf: 500 x 40 = 20.000 min / 60 min / 1.560 Stunden Nettojahres-arbeitszeit = 0,21 Vollkräfte

Bruttojahresarbeitszeit (BJAZ):
Tägliche tarifliche Arbeitszeit x 365 Kalendertage ohne Samstage, Sonn- und Feiertage
Nettojahresarbeitszeit (NJAZ):
BJAZ minus (individueller) Fehlzeitenquote = NJAZ

Zu den Fehlzeiten zählt jede vom Arbeitgeber bezahlte Abwesenheit (vgl. auch Tauch 2010: 332):

- Urlaub,
- Arbeitsbefreiung (inkl. Sonderurlaub und AZV-Tag),
- Krankheit (inkl. Kur),
- Fort- und Weiterbildung,
- Mutterschutz (inkl. Beschäftigungsverbot).

Damit eine jährliche Fortbildungsquote ermittelt werden kann, sollten Fort- und Weiterbildungsstunden separat ausgewertet werden (und nicht in der Fehlzeit Arbeitsbefreiung einbezogen sein).

Nachteil der Berechnung auf Basis von Leistungseinheiten ist die aufwändige Bezugswertbildung mit hohem Ungenauigkeitsrisiko bei komplexen oder seltenen Leistungen und ein hoher Analyse-Zeitbedarf von mindestens drei Monaten.

Für die leistungsbezogene Personalbedarfsermittlung im Pflegedienst stehen bereits mehrere Messinstrumente zur Verfügung (**Tab. 4**):

Tab. 4: Messverfahren zur Personalbedarfsermittlung im Pflegedienst

Zustandsbezogene Messverfahren Pflegebedarfsmessverfahren	Beschreibung
RAI – Resident Assessment Instrument	Assessment zur verbesserten u. strukturierten Entwicklung eines Pflegeplans für Bewohner in Langzeitpflege
FIM – Functional Independence Measure	Assessmentverfahren, das die individuellen Fähigkeiten und Störungen bei Patienten der Rehabilitation und Geriatrie erfasst
PPR – Pflege Personalregelung	Bildung von Pflegestufen u. Patientengruppen für die allgemeine und die spezielle Pflege. Den Patientengruppen werden einzelne Minutenwerte zugeordnet. Die Personalbemessung erfolgt auf der Basis der Minutenwerte
INPULS – Intensivpflege und Leistungserfassungssystem	Das vom Univ. Klinikum Heidelberg entwickelte Leistungserfassungssystem ist ein Assessmentinstrument zum Leistungsnachweis für Intensivpflegebereiche
Handlungsbezogene Messverfahren Pflegeaufwandsmessverfahren	**Beschreibung**
LEP – Leistungserfassung in der Pflege	Quantitative Erhebungsmethode von Pflegetätigkeiten und Patientenaufkommen zur Ermittlung des Pflegebedarfs. Grundlage im 24 h-Tag ist der erbrachte Pflegeaufwand in Minuten pro Stunde zu neun Patientenklassifikationen mit 80 Pflegevarianten

Handlungsbezogene Messverfahren Pflegeaufwandsmessverfahren	Beschreibung
NMDS – Nursing Minimum Data Set Belgien	Erfassungssystem zur Darstellung pflegerischer Tätigkeiten in der Akutpflege. Patientenbezogene, Pflegehandlungsbezogene, Pflegebedarfsbezogene Daten Ziel: repräsentative Vergleichsdaten für die Pflege in Belgien
Plaisier	Informationsgestützte Planung der erforderlichen Pflege. Erhebungsmethode, die Auskunft über den individuellen Pflegebedarf und die Pflegeinterventionen in der Langzeitpflege gibt. Mischung von handlungs- und zustandsbezogenen Verfahren

Die staatliche Regelung zur Bemessung der Personalausstattung im Pflegedienst aus dem Jahr 1993 (Pflege-Personalregelung – PPR) wurde im Jahr 1996 außer Kraft gesetzt. Die Krankenkassen meldeten bereits 1995, die Zielzahl von 26.000 zusätzlichen Stellen sei erreicht und es bestehe die Gefahr, dass bei einer weiteren Anwendung der PPR mehr Stellen geschaffen würden, als ursprünglich vorgesehen war. Der Gesetzgeber reagierte darauf umgehend mit der Aussetzung der PPR für das Jahr 1996; 1997 wurde die PPR vollständig außer Kraft gesetzt (vgl. Simon 2008: 20).

Die meisten Kliniken wenden nach wie vor im Pflegedienst die PPR an. Immer mehr Kliniken „leisten" sich die lizenzierte und markengeschützte „Leistungserfassung in der Pflege" – kurz LEP. Dieses Schweizer Messverfahren zur Personalbedarfsermittlung gilt als sehr ausgereift und anerkannt. Die Lizenzgebühren sind aber immer noch sehr hoch, was viele deutsche Krankenhäuser noch von der Nutzung abhält.

Zu 2: Berechnung nach der Arbeitsplatzmethode (Mindestbesetzung)
Die Arbeitsplatzmethode eignet sich besonders, wenn für die Einrichtung eines Arbeitsplatzes **ein Anwesenheitszwang existiert,** der sich unabhängig von der Auslastung beziehungsweise vom Umfang von Warte- oder nicht ausgelasteten Zeiten ergibt. Im Vordergrund steht, dass im Bedarfsfall die Abteilung immer zu 100 % ausgelastet werden kann. Der Arbeitszeitbedarf zur Berechnung nach der Arbeitsplatzmethode ist abhängig von der **Besetzungszeit** und der **Besetzungsstärke.**

Die Personalbedarfsermittlung erstreckt sich über die

• quantitative Dimension und
• die qualitative Dimension.

Die Ermittlung des Personalbedarfs nach der Arbeitsplatzmethode berücksichtigt *ausschließlich die quantitative Dimension.* Die qualitative Personalausstattung stützt sich i. d. R. auf eine getroffene Unternehmensentscheidung.

Vor der Entscheidung für den Einsatz der Arbeitsplatzmethode ist daher stets zu prüfen, ob eine Berechnung des Personalbedarfs auf Basis der Leistungsmenge sinnvoll durchführbar ist. Ist dies nicht der Fall, ist die betrachtete Aufgabe detailliert zu beschreiben und die Entscheidung für die Arbeitsplatzmethode ausführlich und nachvollziehbar zu begründen. Auch sollte sie durch andere Erhebungstechniken ergänzt werden. Sofern die Bildung von Stellen nach der Arbeitsplatzmethode vorgenommen wird, ist mit angemessenem zeitlichen Abstand eine Verifizierung des Personalbedarfs über eine **Auslastungsprüfung** und eine **Leistungsmengenüberprüfung** durchzuführen. Ist eine Auslastung nicht gegeben, sollte geprüft werden, ob weitere Aufgaben zugeordnet werden können.

Formel zur Berechnung nach der Arbeitsplatzmethode:

$$\frac{\text{Stunden pro Dienstschicht x Wochenarbeitstage x Anzahl der Arbeitsplätze}}{\text{durchschnittliche Wochenarbeitszeit}}$$

= Nettopersonalbedarf pro Woche

Bruttopersonalbedarf = Nettopersonalbedarf + Ausfallquote

Die Ausfallquote gibt den prozentualen Anteil der Fehlzeiten an der Gesamtarbeitszeit an. Der Zuschlagsfaktor für Ausfallzeiten ermittelt, wie viel zusätzliches Personal zum Ausgleich für Fehlzeiten eingesetzt werden muss. Der Zuschlagsfaktor für Ausfallzeiten (ZfA) wird wie folgt ermittelt:

ZfA =100 : (100 – Ausfallzeit in %)
Eine Ausfallquote von 20 % ergibt damit einen Zuschlagsfaktor von 1,25.

Beispiel einer Personalbedarfsermittlung anhand der Arbeitsplatzmethode:

Mo–So: Frühdienst 7,7 Stunden	–	Besetzung 5 Mitarbeiter
Mo–So: Spätdienst 7,7 Stunden	–	Besetzung 5 Mitarbeiter
Mo–So: Nachtdienst 9 Stunden	–	Besetzung 4 Mitarbeiter

Berechnung Arbeitszeit pro Woche: 7,7 h x 7 Tage x 5 Mitarbeiter = 269,50
7,7 h x 7 Tage x 5 Mitarbeiter = 269,50
9,0 h x 7 Tage x 4 Mitarbeiter = 252,00
791,00

ZfA = 100 : (100 – 18 % Ausfallzeit) = 1,22   791 x 1,22 = 965,02

Personalbedarf pro Woche 965,02 : 38,5 Std. pro Woche= **25,06 Mitarbeiter**

Wird zusätzlich Bereitschaftsdienst geleistet, werden die Stunden, die über Freizeitausgleich abgegolten werden, in die Personalbedarfsberechnung einbezogen.

Zu 3: Berechnung auf Basis von Anhalts-/Kennzahlen

Für die Berechnung auf Basis von Anhaltszahlen stehen verschiedene Datenquellen zur Verfügung. Die veröffentlichten Kennzahlen gehen prinzipiell vom durchschnittlich leistungsfähigen Mitarbeiter aus.

Die wohl bundesweit bekanntesten Grundlagendaten werden von folgenden Organisationen veröffentlicht:

- Gütersloher Organisationsberatung (http://www.gob-tauch.de),
- Deutsches Krankenhausinstitut (http://www.dkigmbh.de),
- Bayerischer Kommunaler Prüfverband (http://www.bkpv.de),
- Arbeitszeitberatung Berlin (http://www.arbeitszeitberatung.de),
- Deutsche Krankenhausgesellschaft (http://www.dkgev.de) und Krankenhausgesellschaften der jeweiligen Bundesländer.

Daneben gibt es zahlreiche weitere publizierte Kennzahlen und Richtlinien von Fachgesellschaften, Berufsverbänden und anderen nichtstaatlichen Organisationen. Grundsätzlich gibt es im deutschen Krankenhausbereich keine staatlich festgelegte allgemeine Personalbemessung oder eine allgemeine Mindestanforderung der qualitativen Personalausstattung (weder im ärztlichen Dienst noch im Pflege- und Funktionsdienst). Allerdings bestehen in einigen Fachdisziplinen (z. B. Neonatologie, Kinderonkologie) qualitative Mindestanforderungen an das Personal. Diese Entwicklung darf als Ansatz für eine qualitative Personalausstattung bewertet werden, die es laut § 137 SGB V Qualitätssicherung bei zugelassenen Krankenhäusern eigentlich geben müsste („Mindestanforderungen an die Struktur- und Ergebnisqualität im Krankenhaus").

Alle oben genannten Quellen können nur als Richtgrößen bei der Personalbemessung gelten – die aber im praktischen Krankenhausalltag durchaus Anwendungen finden. Die Gütersloher Organisationsberatung verfügt nach eigenen Angaben über die deutschlandweit größte Datenbank an „Personalbindungsminuten je DRG". Hierüber kann der Personalbedarf für die jeweilige Berufsgruppe anhand der eigenen DRGs kalkuliert werden.

Die einfache Handhabung der Berechnung auf Basis von Anhalts-/Kennzahlen als wesentlicher Vorteil, ist gleichzeitig auch die größte Schwachstelle diese Berechnungsmethode. Meist werden pro beschriebene Leistung sowohl Minimal- als auch Maximalwert angegeben. Welcher Wert für welches Krankenhaus nun korrekt ist, bleibt offen – und so werden oft Mittelwerte angewendet. Ob das Fortschreiben der Kennzahlen über die Jahre hinweg „gerecht" ist, bleibt oft intransparent und damit wenig nachvollziehbar.

Zu 4: Berechnung auf Basis der InEK-Kalkulationsdaten (Ermittlung über die DRG-Erlöse)

Das Institut für das Entgeltsystem im Krankenhaus (kurz InEK) berechnet auf Grundlage der DRG-Fallkostenkalkulation den Personalbedarf. Die Berechnungsmethode ist kein neues Verfahren, sondern eine Sonderform der Anhalts-/Kennzahlenmethode. „Auf InEK-Daten basierende Vergleiche sind hier insofern kritisch, weil sie meist durch eine Gegenüberstellung von Umsatzerlösen und

Personalkosten vermittelt werden. Es geht schlussendlich nicht um die Berechnung des erforderlichen Personalbedarfs, sondern darum, wie viele Vollzeitstellen durch die Umsatzerlöse finanziert sind. Dadurch wird suggeriert, dass eine Abteilung ihr Geld verdient bzw. nicht verdient" (Kutscher 2008: 4).

In der Praxis wird oftmals eine Kombination aus den o. g. Methoden zur Personalbedarfsermittlung herangezogen. Wichtig zu wissen ist, dass bei den publizierten Anhaltszahlen meist die 38,5 Stundenwochen und eine Ausfallquote von 15 % kalkuliert wurden – evtl. sollten diese Werte den eigenen Kennzahlen angepasst werden. Wichtig ist auch, dass alle Nebenleistungen (Sekundärleistungen) der zu bewertenden Abteilung aufgenommen und als Personalbedarf kalkuliert werden. Werden diese Leistungen nicht mit einbezogen, fallen spätestens am Jahresende die aufgelaufenen Überstunden „ins Auge". Zu den Sekundärleistungen können bspw. gezählt werden:

- Zeitzuschlag für Strukturprojekte (z. B. Umbauten, Neubauten),
- Zeitzuschlag für Prozessprojekte (z. B. Führungsaufgaben, Teambildung, Supervision, QM-Maßnahmen),
- Zeitzuschlag für Betriebs-/ Personalratstätigkeit.

7.1.2 Prozessoptimierung – Strukturiertes Vorgehen führt zum Erfolg

All die genannten Varianten der Personalbedarfsermittlung haben ihre Vor- und Nachteile. Den Kliniken fehlt es oft an praktischer Erfahrung auf diesem Gebiet. Häufig wird nur anhand der Arbeitsplatzmethode der Personalbedarf ermittelt (insbesondere im Pflegedienst und Ärztlichen Dienst). Die ökonomische Sinnhaftigkeit, den Personalbedarf aus den Einnahmen abzuleiten, bleibt umstritten. Die leistungsmengenbezogene Methode ermöglicht dagegen, über den Vergleich mit Referenzwerten festzustellen, in welchem Umfang in den einzelnen Abteilungen des eigenen Hauses unterschiedliche Personalmengen der verschiedenen Dienstarten eingesetzt werden. Es sind also zunächst allein die erbrachten Leistungen entscheidend. Selbstverständlich müssen in einem weiteren Schritt die Besonderheiten aufgenommen und bewertet werden. Deren Auswirkung auf den Personaleinsatz wird herausgearbeitet und somit die Grundlage geschaffen, wissentlich und willentlich darüber zu entscheiden, ob weiterhin die Bereitschaft besteht, diese zu finanzieren.

Die Ergebnisse einer Personalbedarfsermittlung liefern nicht „automatisch" das tatsächliche Personaloptimum. Sie können aber – richtig angewendet – der Identifikation der Handlungsfelder dienen. Der optimale Personaleinsatz wird nur zu erreichen sein, wenn die Ablauforganisation selbst optimal gestaltet ist. Dies ist ein einrichtungsbezogener Prozess, in dem die individuellen Leistungen, Voraussetzungen, Ziele und Strategien als Grundlage der Gesamtorganisation zu berücksichtigen sind. Um eine umfassende detaillierte Analyse des Status quo zu erhalten, ist es notwendig, die Abläufe aus verschiedener Prozessperspektive zu untersuchen und die Wirkungszusammenhänge darzustellen.

Zu dieser Aufgabe gehört:

- Benchmarking zur Identifizierung und Priorisierung von Schlüsselbereichen mit besonderem Handlungsbedarf,
- Befragung zur Ablaufgestaltung mit allen an der Leistungserstellung beteiligten Bereichen (Verantwortliche und Mitarbeiter),
- Vor-Ort-Aufnahme der Ablauforganisation (Echtbetrieb-Analyse),
- zeitraumbezogene Leistungsanalyse (inkl. internem und externem Benchmark),
- Darstellung der Ablauforganisation der Abteilung,
- Differenzierung der Funktions- und Leistungsprozesse.

Wichtig ist die Analyse des hinter der Ablauforganisation stehenden Personaleinsatzes: Sind die Personalmenge, die Qualifikation, die Tätigkeitszuordnung, die Arbeitszeiten und andere Größen leistungsadäquat bemessen?

Eine neue Personaleinsatzplanung fällt weder nach Inkrafttreten eines neuen Gesetzes zur Arbeitszeit vom Himmel noch kann ein fertiges Arbeitszeitmodell aus der Schublade gezogen werden und passt zu jeder Abteilung in jeder Einrichtung. Eines der vorrangigsten Ziele sollte es sein, eine strukturierte Vorgehensweise zur Erarbeitung einer individuellen Einsatzplanung zu entwickeln. Inhaltliche Grundlage muss das Leistungsgeschehen des Personaleinsatzes sein. Da Kliniken entsprechendes Wissen evtl. hierzu nicht vollständig bereitstellen können, der Prozess aber mit hoch priorisiert werden kann, sollte darüber entschieden werden, entsprechend Know-how „einzukaufen" bzw. eine eigene hausinterne Projektgruppe einzusetzen (vgl. Kap. 10.2).

7.1.3 Prozessoptimierung – Keine Änderung ohne Widerstände

Für Krankenhäuser bietet sich mit der Herausforderung, die Arbeitsorganisation neu zu gestalten, um den Personalbedarf zu bestimmen, in besonderer Weise die Chance, die gesamte Leistungserstellung auf den Prüfstand zu stellen und zu optimieren. Hierbei ist allerdings mit erheblichen Widerständen zu rechnen. Die Gestaltung der Personaleinsatzplanung, der Arbeitsabläufe und der inhaltlichen Tätigkeiten ist für die Geschäftsführung oft undurchschaubar und intransparent. In der Regel organisieren sich die Fachabteilungen und Bereiche komplett selbstständig und befriedigen verständlicherweise abteilungsinterne Bedürfnisse. Schnittstellen müssen sich dem „Ablaufdiktat" jeder einzelnen Abteilung fügen. So stehen sich beispielsweise Chefärzte oftmals mit Indifferenzen gegenüber – das Betriebsklima leidet darunter. Viele Kommunikationsprobleme entstehen nicht, weil nicht genug miteinander geredet wird, sondern weil das, worüber geredet wird – die Betriebsabläufe –, nicht eindeutig und innerhalb eines institutionalisierten Optimierungsprozesses geregelt ist. Diese Regelungen müssen, um zufriedenstellend zu sein, die Effizienz und Qualität der Arbeit aller Beteiligten berücksichtigen. Erst wenn diese Regelung verbindlich im Gesamtzusammenhang des Betriebs befolgt wird, ist ein reibungsloser Betriebsablauf gewährleistet und eine effiziente Personalplanung kann erstellt werden.

Krankenhausexperten identifizieren in der Struktur und in der Ablauforganisation wichtige Schlüsselpositionen. In der Prozess- oder Wertschöpfungskette (vgl. **Abb. 10**) haben beispielweise das zentrale Aufnahmemanagement, die OP-Koordination und das Case-Management eine herausragende Bedeutung bei der reibungslosen und serviceorientierten Betreuung der anvertrauten Patienten. Unterstützt wird der Gesamtprozess durch die Anwendung klinischer Behandlungspfade (clinical pathways) und einer *differenzierten* Aufgabenzuordnung der unterschiedlichsten Berufsgruppen (vgl. Kap. 7.1.5).

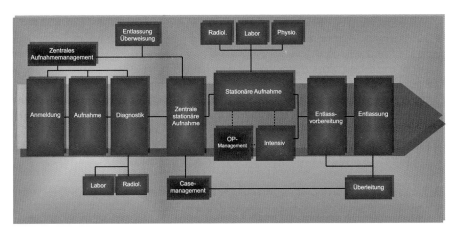

Abb. 10: Prozess- oder Wertschöpfungskette

Hauptargumente gegen eine solche Verbindlichkeit der Betriebsabläufe sind die erforderliche Flexibilität („Wir behandeln Menschen und keine Maschinen") und die Unvorhersehbarkeit (Notfälle). Die Sicherstellung der Flexibilität und der Fähigkeit, auf Unvorhersehbares sofort zu reagieren, ist unverzichtbarer Bestandteile der zu vereinbarenden verbindlichen Regelungen. Gleichwohl dürfen die Rücksicht auf Individualität der Patienten und Notfälle nicht als Totschlagargumente missbraucht werden, um jede Neuorganisation zu verhindern. Die Chance, verbindliche Regelungen umzusetzen, steigt in dem Maße, in dem es gelingt, die Beteiligten zu motivieren (Gratifikation/Sanktion), die Regelung einzuhalten. Weitere wichtige Problemfelder bei der (Neu-)Gestaltung von Betriebsabläufen können sein:

- unterschiedliche Organisationsgrade in den Berufsgruppen und Bereichen,
- fehlende oder nicht kommunizierte Zielvorgaben,
- unvorbereitete Leistungsveränderung (Menge, Art, Leistungsvergütung).

Die Vielzahl und Komplexität der Probleme darf keinesfalls dazu führen, die drängenden Problem der steigenden Personalkosten (insbesondere des Ärztlichen Dienstes) und die Frage nach der richtigen Personalmenge und Qualifikation nicht zu thematisieren und zu beantworten (vgl. Platzköster et al. 2006: 414; Borges et al. 2007: 60).

7.1.4 Prozessoptimierung - Personalentwicklung

Eine einheitliche Definition des Begriffs Personalentwicklung (PE) gibt es bisher nicht. „Personalentwicklung integriert alle qualifizierenden Maßnahmen, mithilfe derer die individuellen Fähigkeiten der Mitarbeiter in ihrem derzeitigen oder zukünftigen Arbeitsbereich gefördert werden soll" (Schmidt, Riehle 2002: 5). Das Kriterium der Nachhaltigkeit gilt als eine der primären Anforderungen an zukünftiges ökonomisches Handeln, dies betrifft auch und gerade den Bereich Personalwirtschaft.

„Ziel von Maßnahmen zur Personalentwicklung ist es, für künftige Aufgaben gerüstet zu sein. Dies bedeutet im Einzelnen, qualifizierte Mitarbeiter an das Unternehmen zu binden und zufrieden zu stellen, das Image des Unternehmens auf dem Personalmarkt zu verbessern oder innerbetriebliche Konflikte durch Erfüllung von Forderungen ... zu reduzieren oder gar zu vermeiden. ... Gerade auf dem Feld der Personalentwicklung ist Zielkongruenz vermutlich sehr häufig" (Kerres 2003: 7).

Ziele der Personalentwicklung sind nach Becker zu unterteilen in individuelle, betriebliche und gesellschaftspolitische Ziele (**Abb. 11**):

Betriebliche Ziele	Individuelle Ziele	Gesellschaftspolitische Ziele
• Wettbewerbserhalt • Marketing • Schaffung von Mitarbeiterzufriedenheit • Geringe Fluktuation	• Persönliche und berufliche Entfaltung • Anpassung der Qualifikation • Existenzabsicherung • Planung von Karriere	• Erreichung Strukturpolitischer und arbeitsmarktpolitischer Ziele • Marketing • Erhaltung der volkswirtschaftlichen Leistungsfähigkeit • Erhaltung der internen Wettbewerbsfähigkeit

Abb. 11: Zielebenen der Personalentwicklung (nach Becker 2005: 158 f.)

Schnittstellen zwischen Personalentwicklung und Personaleinsatzplanung

- Planung und Durchführung von in- und externen Fort- und Weiterbildungs-maßnahmen,
- Planung und Durchführung von Einarbeitungszeiten für neue Mitarbeiter,
- Planung und Durchführung von praktischer Ausbildung nicht nur für Weiterbildungteilnehmer, sondern insbesondere zur Personalentwicklung und Personalbeurteilung,
- Planung und Durchführung von Personalentwicklungsgesprächen.

7.1.5 Personalkosten

Zu den Personalkosten zählen alle Kosten, die durch den Einsatz von Personal entstehen. Hierzu zählen auch Personalnebenkosten durch bspw. Sozialleistungen, Gesundheitsleistungen etc. Personalkosten werden periodenabhängig (zeitbezogen) dargestellt (z. B. Unternehmensbilanz, Quartalsberichte). Die direkten Personalkosten eines Beschäftigten hängen i. d. R. von mehreren Faktoren ab:

- personenbezogene Merkmale (Familienstand, Kinder),
- leistungsbezogenen Merkmale (Ausbildung, Berufserfahrung, Qualifikation und/oder Stellenprofil).

Personen- und leistungsbezogene Merkmale finden sich in den Eingruppierungstabellen der Tarifverträge wieder oder werden außerhalb des Tarifvertrags im Arbeitsvertrag vereinbart.

Hinweis: Eine tarifliche Regelung, wonach sich die Höhe der Grundvergütung nach Lebensaltersstufen bemisst, ist wegen unmittelbarer Benachteiligung aufgrund des Alters nach den §§ 1 und 3 des Allgemeinen Gleichbehandlungsgesetzes unwirksam. (LAG Frankfurt a.M., Urt. v. 22.04.2009 – 2 Sa 1689/08).

Zur Kostensteuerung wird benötigt:

- Personalmenge (quantitative Größe – in Vollkräften VK gemessen),
- Personalqualifikation (qualitative Größe).

Personalmenge und Personalqualifikation sind u. a. die Stellschrauben für die direkten Personalkosten (vgl. **Abb. 12**). Umso bedeutender ist es, die zu erbringende betriebliche Leistungsplanung (Produktpalette) nach Leistungsarten und Leistungsmenge zu erstellen, da diese die Grundlagen der Personalkosten maßgeblich beeinflussen.

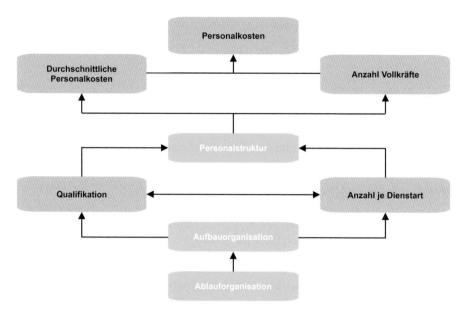

Abb. 12: Stellschrauben der Personalkosten (nach Borges et al. 2007: 57)

 Wichtiger Hinweis: Maßnahmen zur Effizienzsteigerung durch *qualifikationsgerechten Personaleinsatz* werden die dringlichsten Aufgaben der Personalverantwortlichen sein. Nur wer *nachhaltig* diesen Veränderungsprozess gestaltet, kann dem wirtschaftlichen Druck entgegenwirken.

60–70 % aller Kosten im Krankenhaus sind Personalkosten. Der Pflegedienst hatte im Jahr 2007 den größten Anteil an Personalkosten in deutschen Krankenhäusern (ca. 33 %), gefolgt vom Ärztlichen Dienst mit ca. 27% der Personalkosten (vgl. GBE 2009).

7.1.6 Diskussion um die 5,5-Tage-Woche

In der Diskussion immer noch aktuell ist der Fortbestand bzw. die Rückkehr zur 5,5-Tage-Woche. Die Verteilung der Arbeitszeit auf eine 7-stündige Tagschicht hat Vor- und Nachteile.

Vorteile einer 5,5-Tage-Woche (am Rechenbeispiel der Personalbedarfsermittlung anhand der Arbeitsplatzmethode unter 7.1.1):

- pro Früh- bzw. Spätdienst werden 0,7 Stunden Arbeitszeit frei (bzw. 49 Std./ Woche),
- hohe Arbeitsdichten (z. B. zw. 8:00 und 16:00) könnten durch die zur Verfügung stehende Zeit mit einem zusätzlichen Zwischendienst entlastet werden.

Nachteile einer 5,5-Tage-Woche:

- Durch die geringere tägliche Arbeitszeit müssen mehr Dienste geleistet werden. Von Mitarbeitern wird dies als Nachteil empfunden, da weniger Erholungstage pro Monat zur Verfügung stehen.
- Demotivationseffekte, insbesondere wenn aus dem „knappen" Frei heraus eingesprungen werden soll,
- Wettbewerbsnachteile beim Personalrecruting.

7.2 Ergebnisorientierung (Output)

Der Mitarbeitereinsatz sollte stets ergebnis- bzw. erfolgsorientiert sein. Dies setzt voraus, dass Dienstplanbeauftragte die Zielkriterien und die Zielgrößen kennen. Die Ergebnisse können in zwei Kategorien eingeteilt werden: *hard facts und soft facts – harte und weiche Faktoren.*

- *Definition: Harte Faktoren*
„Die sogenannten harten Faktoren sind alle objektiv quantifizierbaren Größen, die Einfluss auf den Erfolg eines Unternehmens oder Projekts haben. Der Begriff geht zurück auf das 7-S-Modell von Tom Peters, in dem er die drei Aspekte ‚Strategy', ‚Structure' und ‚Systems' als die harten Erfolgsfaktoren beschreibt" (Projektmagazin 2009).

- *Definition: Weiche Faktoren*
„Die sogenannten weichen Faktoren sind nicht bzw. nicht objektiv quantifizierbare Größen, die Einfluss auf den Erfolg eines Unternehmens oder Projekts haben. Der Begriff geht zurück auf das 7-S-Modell von Tom Peters, in dem er die vier Aspekte ‚Shared Values', ‚Staff', ‚Skills' und ‚Style/Culture' als die weichen, nicht buchhalterisch erfassbaren Erfolgsfaktoren beschreibt.

Eine Vielfalt weiterer Faktoren wird in unterschiedlichen Zusammenhängen als weiche Faktoren aufgeführt. Insbesondere für die Zusammenarbeit im Team werden Faktoren wie Kommunikation, Kooperation, Partizipation, Engagement, Verantwortungsbereitschaft, Interesse, Vertrauen, Konkurrenz, Konfliktpotential u. v. a. hierunter aufgeführt" (Projektmagazin 2009).

Kriterien der Ergebnis- bzw. Erfolgsorientierung sind u. a.:

- Unterstützung der obersten Führungsebene (Management Attention),
- richtige Zusammensetzung der Teams, sowohl fachlich als auch persönlich,
- Informations- und Kommunikationskonzept,
- Führungsqualität bzw. das Führungskonzept,
- richtige Zieldefinition (bezogen auf die Erfolgsfaktoren bzw. Schlüsselergebnisse: kundenbezogene, mitarbeiterbezogene und unternehmensbezogene Ergebnisse).

Die nachfolgenden Kap. 7.2.1–7.2.3 Kundenbezogene, Mitarbeiterbezogene-
und Schlüsselergebnisse orientieren sich am Grundprinzip des EFQM-Modells
(**Abb. 13**). Das EFQM-Modell ist ähnlich wie die Balanced Scorecard eine
ganzheitlich orientierte, kennzahlenbasierte Managementmethode. Sie betrachtet sowohl die Vision und Strategie einer Organisation als auch relevante externe und interne Aspekte sowie deren Wechselwirkungen und bricht diese bis
auf die operative Aktionsebene herunter.

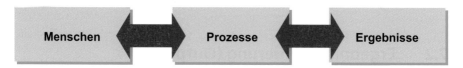

◯ Durch Einbindung aller *Mitarbeiter* (Menschen)

◯ in einen kontinuierlichen *Verbesserungsprozess*

◯ bessere *Ergebnisse* erzielen

Abb. 13: Grundprinzip des EFQM-Modells

7.2.1 Kundenbezogene Ergebnisse

Messbare kundenbezogene Ergebnisse beziehen sich auf das, was die Organisation in Bezug auf ihre Kunden erreicht hat. Hierzu zählen: patienten-, ein-
weiser-, kostenträger- und kooperationspartnerbezogene Ergebnisse.

Im Fokus der Personaleinsatzplanung stehen patientenbezogene Ergebnisse.
Wichtig ist, dass die Ergebnisse aus Sicht der Patienten erstellt werden. Unterschieden werden die Leistungsindikatoren und die erzielten Messergebnisse.
Die Überwachungsdaten der pflegerischen Leistungen sind Teil der Schlüsselergebnisse.

• *Definition: Leistungsindikatoren*
„Leistungsindikatoren sind steuerungsrelevante Größen für die Leistungserstellung in … Non-Profit-Organisationen. Leistungsindikatoren messen den
Ist-Zielerreichungsgrad und geben den Soll-Wert der Leistungszielsetzung für
eine Produktgruppe oder für ein Produkt vor. Diese Vorgabe von Soll-Werten
und das Messen der erreichten Ist-Werte kann auf mehreren Leistungsdimen-
sionen erfolgen:

• Mengenziele werden mit den Indikatoren Anzahl Beratungen, Anzahl Fäl-
  le, Anzahl Klientinnen und Klienten, Anzahl Projekte usw. operationalisiert
  (Mengengerüst),
• Qualitäts- und Fristenziele werden mit den Indikatoren Abschlussquote,
  Erfolgsquote bzw. Termintreue, durchschnittliche Wartezeit von Anmeldung
  bis Erstgespräch usw. operationalisiert (Qualitätssicherung),

- Kostenziele werden mit den Indikatoren Fallkosten, Fallführungskosten, durchschnittliche Finanzhilfen usw. operationalisiert (Kostendeckung),
- Zufriedenheitsziele werden mit dem Indikator Anteil zufriedener/sehr zufriedener Klientinnen und Klienten operationalisiert (Kundenorientierung).

Die Soll- und Ist-Werte der Leistungsindikatoren geben Auskunft über die geplante und die tatsächliche Leistungsentwicklung; sie sind jeweils einzeln und zusammen im gesamten Kontext zu interpretieren" (Haldemann o. J.).

Beispiele für Mengenziele im Pflegedienst:

- Anzahl der betreuten Patienten
- Anzahl der Pflegetage
- Anzahl der Pflegeleistungszeiten
- Anzahl der direkt zugeordneten Patientenprojekte

Beispiele der Qualitätssicherung (Qualitätsbericht) im Pflegedienst:

- Anzahl der Dekubiti (nach Grad),
- Anzahl der „kritischen Vorkommnisse" (bspw. Bettsturz, Medikamentenverwechslung),
- Anzahl der Beratungsgespräche mit Angehörigen,
- Anzahl der zu betreuenden Patienten pro examinierte Fachpflegekraft je Schicht,
- Anzahl der direkten und indirekten Fortbildungsmaßnahmen,
- Quotient examinierte Fachpflegekraft zu Hilfs- und Servicepersonal.

Folgende Indikatoren können nach EFQM einbezogen werden (**Abb. 14**):

Image insgesamt	Produkte und Dienstleistungen	Verkaufs- und Kundendienstverhalten	Loyalität
• Erreichbarkeit • Kommunikation • Transparenz • Flexibilität • Proaktives Verhalten • Reaktionsfähigkeit	• Qualität • Wertschöpfung • Zuverlässigkeit • Innovation und Design • Lieferung • Umweltprofil	• Fähigkeiten und Verhalten der Mitarbeiter • Beratung und Unterstützung • Kundenunterlagen und techn. Dokumentation • Behandlung von Beschwerden • Produktspezifische Schulung • Reaktionszeit • technische Unterstützung • Gewährleistungs- und Garantiebestimmungen • Reaktionsfähigkeit	• Absicht, erneut zu kaufen • Bereitschaft, andere Produkte und Dienstleistungen bei der Organisation zu bestellen • Bereitschaft, die Organisation weiterzuempfehlen • Reaktionsfähigkeit

Abb. 14: Kundenbezogene Ergebnisse

Zusammenfassend kann festgehalten werden, dass das Unternehmen anhand der Messung von Kundenergebnissen (Kundenzufriedenheit) wertvolle Informationen über die Erwartung der Kunden und mögliche Fehlentwicklungen des Unternehmens gewinnen kann. Hinsichtlich der Aussagekraft der Ergebnisse ist es notwendig, diese systematisch zu erfassen und auszuwerten, um Trends zu verfolgen. Bei der Personaleinsatzplanung können zahlreiche o. g. Indikatoren Berücksichtigung finden.

7.2.2 Mitarbeiterbezogene Ergebnisse

Messbare mitarbeiterbezogene Ergebnisse beziehen sich auf das, was die Organisation im Bezug auf ihre Mitarbeiter erreicht hat. Hierzu zählen bspw. Motivation, Beteiligung, Leistungen, Zufriedenheit.

Im Fokus der Personaleinsatzplanung stehen neben den kundenbezogenen Ergebnissen die mitarbeiterbezogenen Ergebnisse. Wichtig ist, dass die Ergebnisse aus Sicht der Mitarbeiter erstellt werden. Die mitarbeiterbezogenen Ergebnisse geben Auskunft darüber, wie sehr sich das Unternehmen, besonders dessen Führungskräfte und Vorgesetzte, in Übereinstimmung mit den Bedürfnissen und Erwartungen der Mitarbeiter befinden.

Eine Möglichkeit, an diese Informationen zu gelangen, sind standardisierte Mitarbeitergespräche oder Mitarbeiterbefragungen. Doch es genügt nicht, sich durch eine Befragung oder ein Gespräch jedes Jahr nach dem Befinden der Mitarbeiter zu erkundigen. In kritischen Phasen werden diese häufig nicht ihre Meinung offen äußern. Daher müssen auch bei den mitarbeiterbezogenen Ergebnissen Instrumente genutzt werden, die kontinuierlich indirekte Auskunft über die Mitarbeiter liefern. In der Personalstatistik lassen sich u. a. solche Indikatoren finden. Folgende Indikatoren können nach EFQM einbezogen werden (**Abb. 15**):

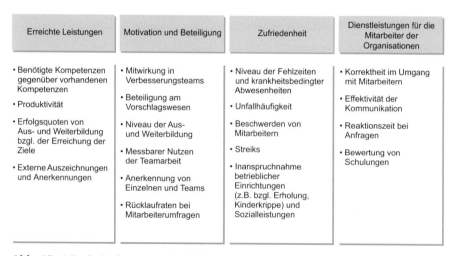

Abb. 15: Mitarbeiterbezogene Ergebnisse

Um fundierte und aussagekräftige Ergebnisse bzgl. der Mitarbeiterzufriedenheit zu erhalten, ist die systematische und strukturierte Erhebung und Auswertung der Daten Voraussetzung. Die meisten Daten liegen dem Unternehmen bereits vor (z. B. Krankenstand) und werden durch Herausfiltern und Verdichtung zu Informationen für das Unternehmen. Als Vergleichsmaßstab dient zum einen die Entwicklung der Ergebnisse im eigenen Unternehmen und zum anderen der Vergleich mit dem Branchendurchschnitt oder dem Branchenbesten.

Die Informationen aus den Leistungsindikatoren müssen jedoch noch bewertet werden, da sie von äußeren Faktoren beeinflusst werden. Beispielsweise ist eine niedrige Fluktuation nicht unbedingt ein Indiz für gute Arbeitsbedingungen, wenn in der Region die Arbeitslosigkeit sehr hoch ist.

Bei der Personaleinsatzplanung können zahlreiche o. g. Indikatoren Berücksichtigung finden.

7.2.3 Schlüsselergebnisse

Messbare finanzbezogene und nicht finanzbezogene Ergebnisse beziehen sich auf das, was die Organisation in Bezug auf ihre Leistungen erreicht hat. Hierzu zählen nach EFQM:

Finanzielle Ergebnisse einschließlich
- Budgeteinhaltung,
- Rechnungsprüfung bezüglich Einnahmen, Subventionen und Ausgaben,
- Amortisation,
- Überschuss/Gewinn.

Nicht finanzielle Ergebnisse einschließlich
- Marktanteil,
- die für die Einführung neuer Produkte und Dienstleistungen benötigte Zeit,
- Volumen,
- Erfolgsraten entsprechend der Vision und Mission: *medizinische und pflegerische Ergebnisse* (bei EFQM nicht explizit aufgeführt),
- Übereinstimmung mit Gesetzen und Vorschriften,
- Ergebnisse gesetzlich vorgeschriebener Überprüfungen und Inspektionen.

7.3 Arbeitszeitgestaltung nach dem Input-Output-Verhältnis

Für die Betrachtung von Produktionsprozessen ist die Analyse des Verhältnisses von eingesetzten Produktionsfaktoren und erzielten Leistungen charakteristisch. Die eingesetzten Faktoren werden dabei als Input bzw. Faktoreinsatz, das Ergebnis der Produktion als Output bzw. Faktorertrag bezeichnet. (vgl. **Abb. 16**).

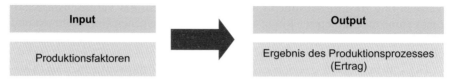

Abb. 16: Input-Output-Beziehung (nach Weber; Kabst 2006: 87)

„**Die Kombination der Produktionsfaktoren ist das Ergebnis betrieblicher Entscheidungen** (Hervorh. d. A.). Grundlage der Entscheidungen bildet dabei das ökonomische Prinzip: Ein bestimmter Faktorertrag soll mit möglichst geringem Faktoreinsatz erzielt werden. Mit einem gegebenen Faktoreinsatz soll ein möglichst großer Faktorertrag erwirtschaftet werden.

Die Betriebe versuchen, die Produktionsfaktoren nach dem ökonomischen Prinzip, also möglichst effizient einzusetzen. Sie streben nach Wirtschaftlichkeit bzw. Produktivität. Die Produktivität wird gemessen, indem man Faktoreinsatz und Faktorertrag zueinander in Beziehung setzt.

Wirtschaftlichkeit bzw. Produktivität kann als mengenmäßige und wertmäßige Größe festgestellt werden. Bei der mengenmäßigen Untersuchung wird das Verhältnis zwischen den Faktorenmengen betrachtet. … Diese mengenmäßige Interpretation wird als technische Wirtschaftlichkeit oder Produktivität im engeren Sinne bezeichnet.

Für die unterschiedlichsten Faktorenarten lassen sich oft keine einheitlichen Mengengrößen finden, d. h. man kann Produktivität sinnvoll jeweils nur in Bezug auf eine Faktorart bestimmen. Will man den gesamten Ertrag zu den insgesamt eingesetzten Mengen aller Faktorarten in Beziehung setzen, so sind diese vergleichbar zu machen. Das erreicht man, indem man die Faktoreinheiten in Geldeinheiten umrechnet. Der in Geld bewertete Faktorertrag wird als Leistung, der in Geld ausgedrückte Faktoreinsatz als Kosten bezeichnet. Bei dieser Wertmäßigen Betrachtung wird von Wirtschaftlichkeit gesprochen. Die Wirtschaftlichkeit lässt sich dann als das Verhältnis von Leistung und Kosten bestimmen. Eine bestimmte Leistung soll mit möglichst geringen Kosten erzielt werden. Die Wirtschaftlichkeit ist umso größer, je geringere Kosten pro Einheit der produzierten Leistung anfallen" (Weber; Kabst 2006: 87).

An dieser Stelle soll ebenso hinzugefügt werden, dass es Pflegende oder Ärzte sehr kritisch sehen und dies auch äußern, dass Gesundheit bzw. Krankheit auf Business-Objekte oder Produktionsprozesse reduziert werden (vgl. Schlag 2007).

Krankenhäuser werden, mit Ausnahme der Privatkliniken, als sogenannte Non-Profit-Unternehmen bezeichnet und geführt. Sie verfolgen keine kommerziellen (Rendite-)Interessen, sondern dienen gemeinnützigen sozialen und wissenschaftlichen Zielsetzungen (vgl. Kap. 7.5). Die in Deutschland typische Rechtsform von Non-Profit-Organisationen ist die gemeinnützige GmbH.

7.4 Krankenhausfinanzierung

Für Krankenhäuser bestehen im Wesentlichen **zwei Einnahmequellen** – man spricht von der **dualen Finanzierung** (vgl. **Abb. 17**) der Krankenhäuser. Zu unterscheiden ist zwischen den Kosten für Investitionen und den laufenden Betriebskosten.

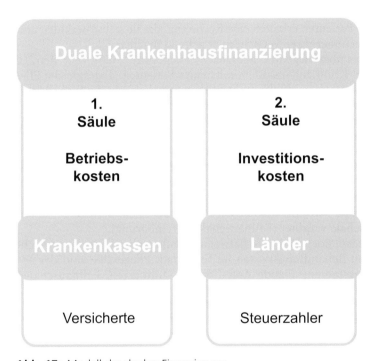

Abb. 17: Modell der dualen Finanzierung

* Zum einen haben die Krankenhäuser Anspruch darauf, dass ihre notwendigen Investitionskosten (wie z. B. für Bauvorhaben, medizinische Geräte) von dem jeweiligen Bundesland übernommen werden (**Krankenhausförderung**). **Ziele der Krankenhausförderung:** Zu den Kernaufgaben eines modernen Sozialstaats zählt der Aufbau und Erhalt einer **leistungsfähigen Krankenhausstruktur**. Den Bürgern sollen in allen Landesteilen zeitgemäße, medizinisch hochwertige Einrichtungen in zumutbarer Entfernung zur Verfügung stehen.

- Dagegen werden die laufenden Betriebskosten (Personalkosten, Sachkosten wie z. B. Medikamente und Verbandsmaterial) von den Patienten bzw. deren Krankenkassen finanziert. Hierfür bestehen detaillierte gesetzliche Vorgaben (**Betriebskostenfinanzierung**).

Grundsatz der Betriebskostenfinanzierung:
Für die Abdeckung ihrer Betriebskosten (z. B. für Personal, Medikamente, Verpflegung, Heizung, Reinigung, Instandhaltung, usw.) vereinbaren die Krankenhäuser mit den gesetzlichen Krankenkassen nach gesetzlichen Regeln jährlich die Gesamtsumme der Einnahmen („**Budget**"). Daraus werden die für die Behandlung im Einzelfall abzurechnenden Vergütungen ermittelt. Sie werden staatlich genehmigt und sind von allen (auch privat versicherten) Patienten zu entrichten.

Das Krankenhaus rechnet mit den gesetzlichen Krankenkassen direkt ab. Privatversicherte Patienten erhalten eine Rechnung, die sie selbst bezahlen und anschließend gegenüber ihrer Versicherung geltend machen.

Bis 2003 gab es überwiegend „tagesgleiche Pflegesätze", d. h. feste Beträge für jeden Tag des Krankenhausaufenthalts eines Patienten. Tagesgleiche Pflegesätze sind eine einfach ermittelbare Abrechnungseinheit, um die Betriebskosten des Krankenhauses gleichmäßig auf alle Benutzer zu verteilen. Nur für etwa ein Viertel der Fälle, überwiegend in der Chirurgie, waren seit 1995 Fallpauschalen eingeführt.

Seit 2004 sind tagesgleiche Pflegesätze auf die Bereiche Psychiatrie und Psychosomatik beschränkt. In allen anderen Bereichen werden **Fallpauschalen** abgerechnet. Für jeden Fall ermittelt ein Computerprogramm (spezielle „Grouper-Software") aus den Krankheitsdaten des Patienten die passenden Fallgruppen. Jede Fallgruppe wird mit einer eigenen – von der Aufenthaltsdauer unabhängigen – Pauschale vergütet (Fallpauschalenvereinbarung).

Weder Pflegesätze noch Fallpauschalen entsprechen allerdings den tatsächlich entstandenen Behandlungskosten im Einzelfall. Pflegesätze sind der auf jeden Behandlungstag entfallende Anteil der Gesamtkosten, Fallpauschalen nur der Durchschnitt der Behandlungskosten aller Fälle einer Fallgruppe. Die Kosten der Behandlung sind nicht gleichmäßig über die gesamte Behandlungsdauer verteilt. Ein Großteil fällt in den ersten Tagen an, insbesondere bei Operationen. Bei Pflegesätzen sind lange Verweildauern für die Krankenhäuser vorteilhaft, bei Fallpauschalen kurze.

7.5 Personaleinsatzplanung im ökonomischen Spannungsfeld

Die Arbeitszeitgestaltung im Krankenhaus wird durch unterschiedlichste Faktoren beeinflusst. Ein Zielkonflikt zwischen Ökonomie und gemeinnützigen sozialen Zielsetzungen scheint unausweichlich. In diesem Spannungsfeld müssen Krankenhausbetreiber die entsprechenden Handlungskompromisse schließen. Arbeitszeitgestaltung nach dem Input- und Output-Verhältnis stellt einen Kompromiss sicher, der auf Grundlage einer betrieblichen Entscheidung gefallen ist (Kombination der Produktionsfaktoren) (vgl. Kap. 7.3).

Verantwortlich für die Zielerreichung sind die beauftragten Führungskräfte, die die strategischen Ziele auf operativer Ebene umsetzen und gegenüber der Geschäftsleitung verantworten müssen. Die Aufgabe der Abteilungsleitung bei der Personaleinsatzplanung ist es u. a., einen Arbeitsplatz mit einem bestimmen Anforderungsprofil durch einen Mitarbeiter zu besetzen, dessen Fähigkeitsprofil diesem Anforderungsprofil entspricht.

Der Dienstplanverantwortliche hat bei der Personaleinsatzplanung folgende Prozessverantwortung bzw. Aufgaben:

- Zuordnung des Mitarbeiters zu seinem Arbeitsplatz (organisatorischer Aspekt der Personaleinsatzplanung),
- zeitliche Zuordnung des Mitarbeiters – wann und wie lange erfolgt der Arbeitseinsatz (zeitlicher Aspekt der Personaleinsatzplanung),
- örtliche Zuteilung des Mitarbeiters – wo erfolgt der Arbeitseinsatz (regionaler Aspekt der Personaleinsatzplanung),
- Gestaltung der Arbeitsbedingungen (z. B. arbeitsrechtlicher Aspekt, sozialer Aspekte der Personaleinsatzplanung).

8 Arbeitszeitgestaltung als Führungsaufgabe

8.1 Dienstplangestaltung ist Führungsarbeit

Führungskräfte müssen die Zielerreichung im Unternehmen sichern. Für den übertragenen Aufgabenbereich trägt die Führungskraft die Verantwortung. Die Verantwortungsbereiche können wie folgt charakterisiert werden:

- Fachverantwortung für den übertragenen Organisationsbereich,
- Führungsverantwortung für die zugeordneten Mitarbeiter (fachlich und disziplinarisch),
- Verantwortung für den Zielerreichungsgrad (auf die Kriterien: Patientenzufriedenheit, Mitarbeiterzufriedenheit und ökonomische Leistungsziele bezogen),
- Verantwortung für die Organisationsentwicklung (v. a. innerhalb des übertragenen Aufgabenbereichs),
- Verantwortung für das Schnittstellenmanagement mit Dienstvorgesetzten und anderen Leistungserbringern (v. a. zwischen Pflegedienst und ärztlichem Dienst).

Hauptaufgabe der Dienstplangestaltung ist die bedarfs- und dienstleistungsorientierte Versorgung der Patienten. Das angestrebte Ziel ist, die bestmöglichste Kundenzufriedenheit mit den geringsten eingesetzten Mittel zu erreichen (Minimal-/Maximalprinzip). Die Dienstplangestaltung hat hierbei sozial- und mitarbeiterorientiert zu erfolgen. Ziel ist es, zufriedene, motivierte, gesunde und flexible Mitarbeiter zu haben, die lange an das Unternehmen gebunden werden können.

Damit die genannten Ziele realisiert werden, wird eine Personalstrategie benötigt (vgl. Kap. 8.3). Die Personalstrategie orientiert sich an der des Unternehmens – das bedeutet, die Pflegedienstleitungen/Chefärzte, die Abteilungsleitungen und die Dienstplanbeauftragten verantworten die Operationalisierung (Umsetzung) dieser Personalstrategie. Zur Personalstrategie gehören beispielsweise folgende Umsetzungsziele, die für einen Dienstplanverantwortlichen bei der Personaleinsatzplanung relevant sind:

- Regelmäßiger Informations- und Kommunikationsaustausch innerhalb des Stationsteams und mit Schnittstellen (z. B. Mittelung kritischer Vorkommnisse),
- bedarfsgerechte quantitative und qualitative Personaleinsatzplanung,
- Dokumentation der Personaleinsatzplanung über den Dienstplan,
- Umsetzung von Rahmenbedingungen zur Dienstplangestaltung (z. B. Betriebs- und Dienstvereinbarungen, Ampelkonten),

- kontinuierliche Organisation eines festen Ansprechpartners für den disziplinarischen Dienstvorgesetzten (z. B. über die Einsatzplanung der Stationsleitung – stellvertretende Stationsleitung – Schichtleitungen),
- Umsetzung der Personalkennzahlenziele (z. B. Überstunden, Ausfallzeiten),
- Neukonzeption von Arbeitszeitmodellen,
- Personalbedarfsermittlung bei Leistungsveränderungen (i. d. R. aber Aufgabe des Dienstvorgesetzten).

Umgang mit Ampelkonten

Zur Flexibilisierung der Arbeitszeiten haben viele Unternehmen sogenannte Ampelkonten vereinbart (vgl. Kap. 10.2 und **Abb. 18**).

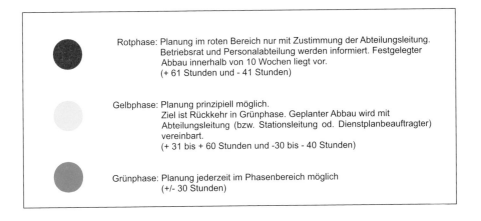

Abb. 18: Beispiel einer Ampelkontenregelung

Grundsätzlich sollten Ampelkonten nahe Null gehalten werden. Meist sind hohe Ampelkontenstände nicht Ausdruck von hoher Flexibilität, sondern Ausdruck mangelnder Steuerung. Auslastungsschwankungen kann mittels Ampelkonten flexibel begegnet werden, sowohl hoher als auch niedriger Auslastung. Ampelkonten sind kein „Zeit-Sparkonto". Zeitguthaben sollten möglichst rasch wieder durch Freizeitausgleich abgebaut werden. Für Dienstplanverantwortliche bedeutet dies, dass bei geringer Tagesauslastung Mitarbeiter auch stundenweise der Abbau ermöglicht werden soll bzw. *muss*.

Festzustellen ist, dass Ampelkonten lediglich ein (wichtiges) Instrument der flexiblen Arbeitszeitgestaltung darstellen. Sie dürfen nicht als Kapazitätsmodell missbraucht werden (vgl. Schlottfeldt; Herrmann 2008:151).

8.2   Personalengpässe meistern

„Beschäftigte im Gesundheitswesen nehmen immer häufiger die Möglichkeiten wahr, ihre Arbeitszeit zu reduzieren oder kurzfristig eine Auszeit zu nehmen. Im Pflege- und Funktionsdienst beträgt die Frauenquote meist über 90%. Aber auch im Ärztlichen Dienst steigt die Anzahl an weiblichen Mitarbeitern kontinuierlich an. Die Folge ist regelmäßiger Ausfall durch Schwangerschaft mit anschließender Elternzeit. Das Mitte 2008 eingeführte Pflegezeitgesetz, welches insbesondere von Frauen wahrgenommen wird, verschärft die Personalsituation weiter. Auch wenn die eigenen Kinder von Mitarbeitern krank werden und versorgt werden müssen, kann es sehr kurzfristig zu Personalausfällen kommen. Wird eine Abteilung von einer Grippewelle überrollt, bricht dann der Notstand aus. Meist reicht aber schon der zeitgleiche Ausfall von mehreren Mitarbeitern, um eine Abteilung lahm zu legen.

Um Personalengpässe zu vermeiden, sollte die Personalpolitik einer mittel- bis langfristigen Unternehmensstrategie folgen. Personal ist die wichtigste Ressource zur Erbringung der Dienstleistungen. Damit der Personalbestand hinsichtlich Quantität und Qualität auch für die Zukunft gesichert ist, muss das Management strategisch aufgebaut, entwickelt und evtl. auch verstärkt werden.

Für eine mittel- bis langfristige Strategie sind folgende Basismaßnahmen umzusetzen:

- Implementierung einer formalen Unternehmenskultur,
- Implementierung eines Pflegeleitbilds, mittels dessen die Vorstellung und das Selbstverständnis von Pflege wiedergegeben wird,
- antizipative, d. h. vorausschauende Personalpolitik,
- gezielter Einsatz von Personalmarketinginstrumenten,
- nachhaltige Personalentwicklung,
- betriebliches Gesundheitsmanagement für die Erhaltung der Leistungsfähigkeit,
- Förderung der Harmonisierung von Beruf und Familie, mit dem Angebot an Kinderbetreuung (Stichwörter: Familienfreundliches Unternehmen und Work-Life-Balance),
- Konzept eines altersübergreifenden Weiterbildungs- und Wissensmanagements,
- Einführung bzw. Neugestaltung flexibler Arbeitszeitmodelle,
- ein standort- bzw. abteilungsübergreifendes Investitionskonzept, um überall die gleiche Infrastruktur vorzuhalten (Dokumentationsvorlagen, medizinische Geräte, IT-Ausstattung usw.). Damit wird die Strukturvoraussetzung für eine Personalunion gelegt,
- Erhöhung der Ausbildungsquote,
- Steigerung der Fortbildungsquote,
- intelligente Akquisitionswege.

Begleitende betriebliche Maßnahmen sind:

- Personalbedarfsprüfung und ggf. Personalanpassung (z. B. bei erhöhten Ausfallquoten oder ansteigenden Leistungszahlen),
- konsequente Dienstplangestaltung (u. a. durch abgestimmte Urlaubs- und Fortbildungsplanung),
- Implementierung und Umsetzung von Ampelkonten, mit dem Ziel, Höhen und Tiefen in der Auslastung begegnen zu können,
- Einführung von Lebensarbeitszeitkonten.

Viele Menschen wollen sich sozial engagieren und suchen Anlaufstellen. Mobilisieren Sie ein enormes Personalreservoir und machen Sie auf sich aufmerksam. Auch Laien können Fachkräfte entlasten. Hierzu gibt es bereits zahlreiche erprobte Beispiele aus der Praxis. Davon profitieren nicht nur die Kliniken, sondern ganz besonders Ihre Patienten.

Im Pflegeprozess sind Angehörige fest zu integrieren. Hierfür ist Voraussetzung, dass alle Mitarbeiter den Pflegeprozess gut kennen und nachhaltig umsetzen. Durch die Einbindung der Angehörigen wird nicht nur ein positiver Krankheitsverlauf entfaltet, dies kann auch Ihre Arbeit entlasten.

Eine familienfreundliche Personalpolitik ist für Kliniken von besonderer Bedeutung. Die Beschäftigungsquote von Frauen ist in Krankenhäusern besonders hoch, insb. im Pflege- und Funktionsdienst, aber auch tendenziell ansteigend im Ärztlichen Dienst. „Mehr als 40 Prozent der vor der Geburt erwerbstätigen Frauen in Westdeutschland kehren nach dreijähriger Elternzeit nicht wieder an ihren Arbeitsplatz zurück. … Hier sind Unternehmen und Personalvertretungen gefordert, bessere Rahmenbedingungen für den betrieblichen Wiedereinstieg zu schaffen" (Roland Berger Strategy Consultants 2007: 22).

Kurzfristige Personalbeschaffung über ein Ausfallkonzept

- **Internes Personalausfallkonzept**
  1. Mitarbeiterpools sollten durch eine personalpolitische Union aller Abteilungen bzw. der Verbundhäuser (über kurzfristige Abordnung bzw. Versetzung) gebildet und vernetzt werden. Bei Personalausfall ist ein festgelegtes und konsequentes Handlungsverfahren durch die Dienstplanverantwortlichen einzuhalten und umzusetzen. Mitarbeiter im Pool erhalten zur Motivation eine Leistungszulage.
  2. Werden keine Pools gebildet, sollten entsprechende Anreizsysteme bereitgestellt werden (z. B. Gutscheine, Prämien, Zusatzvergütung bzw. zusätzlicher Freizeitausgleich), sodass die Bereitschaft aus dem Frei einzuspringen auch belohnt wird.
  3. Finanziert werden sowohl Leistungszuschläge für Pool-Mitarbeiter wie die Anreizsysteme durch einen geringeren Zuschlag der Ausfallquote in der Personalbedarfsberechnung. Diese Konzepte eignen sich besonders für den Pflege- und Funktionsdienst.
  4. Mitarbeitervertretung und Personalabteilung begleiten das Projekt Personalausfallkonzept beratend und stimmen letztendlich den Projektergebnissen mit zu.

- **Externes Personalausfallkonzept:**
  1. Wenig bekannt bzw. genutzt werden die Möglichkeiten der Arbeitnehmerüberlassung über die Vernetzung mit benachbarten Kliniken, um Personalüberhänge bzw. Personalknappheit ausgleichen zu können.
  2. Das externe Personalausfallkonzept sieht auch die Suche nach Arbeitskräften über Zeitarbeitsfirmen oder über Honorarkräfte vor.

Fazit

Um den zahlreichen Herausforderungen von Personalengpässen auf betrieblicher Ebene zu begegnen, ist vonseiten der Pflegedienstleitungen und Chefärzte eine klare Positionierung in Form von Grundsätzen zur Organisationsentwicklung notwendig. Diese gilt es zusammen mit der Geschäftsführung umzusetzen.

Bis ein in- und externes Konzept aufgestellt sind, bleiben „nur" folgende Maßnahmen:

- Anordnung von Mehr- und Überstunden bei den Mitarbeitern, die im Dienst sind,
- freiwillige Rekrutierung von Mitarbeitern aus dem Frei oder Urlaub,
- Absage von Fort- oder Weiterbildungsmaßnahmen,
- Einsatz von geringfügig Beschäftigen,
- Anordnung von Ruf- oder Bereitschaftsdiensten,
- kurzfristige Erhöhung des Beschäftigungsumfangs bei Teilzeitmitarbeitern.

Ziel des Change-Management-Prozesses ist eine verlässliche und nachhaltige Personalpolitik (vgl. auch Kap. 8.3). Kurzfristige Maßnahmen helfen nur für den Moment. Wenn die *„Personalbank"* gefüllt werden soll, dann sind kreative Lösungen nur über eine mittel- bis langfristige Strategie zu erreichen" (Burkert 2009: 36–39).

8.3 Stations- oder Abteilungskonzept

Eine nachhaltige Personalstrategie nimmt die zentralen Herausforderungen in ihren Fokus. Hinsichtlich ihrer Problemangemessenheit können dabei die in **Abb. 19** gezeigten Handlungsfelder dargestellt werden.

In ganz besonderer Weise eigenen sich individuell erstellte Stationskonzepte (Abteilungskonzepte) zur Umsetzung der Personalstrategie. Hier werden die relevanten Handlungsfelder konkretisiert und Ziele benannt. Das Stationskonzept ist damit in erster Linie ein Managementinstrument zur Unterstützung der Unternehmensstrategie.

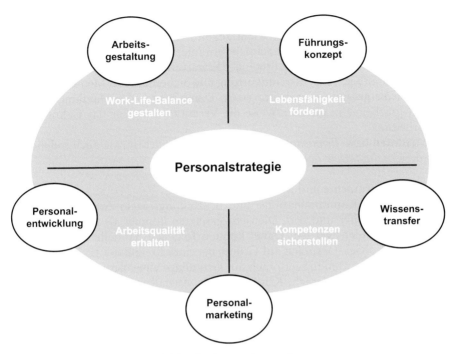

Abb. 19: Zentrale Handlungsfelder der Personalstrategie

Inhaltlich stützt sich das Konzept auf das Unternehmensleitbild und das abgegebene Leistungsversprechen (Selbstverständnis). Beispielhaft sollen hier einige Kompetenzfelder eines Stationskonzeptes dargestellt werden:

- Personalauswahl
- Einarbeitungskonzept
- Mentoring
- Feedbackinstrumente und Mitarbeiterbeurteilung
- Personalentwicklung
- Arbeitsgestaltung
- Führungskonzept

Mitarbeiterauswahl
Neue Mitarbeiter können wesentlich zum Erfolg und zur Weiterentwicklung der Abteilung und des Unternehmens beitragen. Das Anforderungsprofil wird ins Verhältnis mit den individuellen Fähigkeiten des Bewerbers gesetzt. Enorm hohe Bedeutung hat das Auswahlgespräch. Aus diesem Grund sollte es so professionell wie möglich ablaufen. Auf betrieblicher Seite ist neben der Abteilungsleitung auch immer der direkte Dienstvorgesetzte am Bewerbergespräch beteiligt. Leitfäden und Verfahrensanweisungen helfen dabei, die notwendige Sicherheit bei der Durchführung von Bewerbungsverfahren zu geben.

Einarbeitungskonzept und Mentoring

Das Einarbeitungskonzept ist wichtiger Bestandteil jedes Stationskonzepts. Transparente Checklisten mit zeitlich terminierten Einarbeitungszielen geben dem neuen Mitarbeiter hinsichtlich der Erwartungen klare Rahmenbedingungen und damit auch Eigenverantwortung und Sicherheit. Ein Mentor bzw. Pate begleitet die gesamte Einarbeitungszeit. Damit tragen die Abteilung und der neue Mitarbeiter in gleicher Weise die Verantwortung für das Gelingen der Einarbeitung.

Mentoren bzw. *Praxisanleiter* tragen zudem kollektiv wie auch individuell für die *Qualitätsziele* der Abteilung Verantwortung.

Feedbackinstrumente und Mitarbeiterbeurteilung

Informations-, Kommunikations- und Beurteilungsregeln zwischen dem einzelnen Mitarbeiter und dem Dienstvorgesetzten können als Feedbackinstrumente verstanden werden. Dabei können folgende Modelle unterschieden werden: Feedback-Gespräch auf Grundlage eines Ereignisses (z. B. Probezeitbeurteilung), Beurteilungsgespräch auf Grundlage eines Beurteilungsberichts, Zielvereinbarungsgespräch, Kritikgespräch, Ausfallzeiten- und Rückkehrgespräch, Förder- und Erwartungsgespräche. Ziel ist die *Analyse des Ist-Zustands* und der *Formulierung des gewünschten bzw. geplanten Soll-Zustands*. Die Durchführungsverantwortung liegt beim direkten Vorgesetzten (Führungsaufgabe). Mitarbeitergespräche werden dokumentiert und in der Personalakte aufbewahrt.

Personalentwicklung und Arbeitsgestaltung (vgl. hierzu die Kap. 7.1.2– 7.1.4)

Führungskonzept

Auch hier bilden Unternehmensleitlinien die Grundlage für das gewählte Konzept. Führungskompetenz ist nicht gleich zu setzten mit Fachkompetenz oder Methodenkompetenz. Da aus Fachkompetenz und Berufserfahrung nicht automatisch Führungskompetenz erwächst, sollten Mitarbeiter, denen Führungsverantwortung übertragen wird, gezielt gefördert werden. Führungskräfte tragen Verantwortung und begründen den *nachhaltigen Erfolg* der Abteilungs- und damit der Unternehmensziele.

9 Methoden und Techniken der Dienstplangestaltung

9.1 Formale Anforderungen an den Dienstplan

Juristisch gesehen sind Dienstpläne ein rechtsverbindliches (Informations-) Dokument, aus diesem Grund müssen sie formale Kriterien erfüllen. Unabhängig davon, ob das Dokument in elektronischer Form oder als Papiervorlage verwendet wird, muss es folgende Informationen enthalten:

- Organisationszuordnung,
- Planungszeitraum,
- Identitätsfestlegung des Erstellers der Dokumentationsvorlage, z. B. über Signatur auf dem Dokument bzw. über Authentifizierung der Identität, indem ein Benutzername und ein Passwort bei elektronischen Dienstplänen Verwendung findet (Historiennachweis über Dokumentationsänderungen bei elektronischen Dienstplänen),
- Arbeitszeiten und Fehlzeiten (Legende),
- Feststellung der Soll-Planung (1. Dienstplanzeile) und der Ist-Planung (2. Dienstplanzeile),
- zeitbezogene Salden des Mitarbeiters: Soll-Arbeitszeit nach Beschäftigungsumfang jedes einzelnen Mitarbeiters, Zeitguthaben(Vorsaldo und Gesamtsaldo), Ist-Arbeitszeit, Differenz zw. Soll- und Ist-Arbeitszeit im Planungszeitraum und pro Tag (3. Dienstplanzeile),
- Mitarbeiteridentifikation (Vor- und Nachname, Qualifikation, Beschäftigungsumfang),
- Zusatzinformationen wie z. B. Bemerkungsfelder.

Elektronische Dienstpläne sollten zusätzlich u. a. folgende Informationen und Möglichkeiten enthalten:

- Einsicht in Personalstammdaten (z. B. Anschrift und Telefonnummer, Urlaubskonten, Kostenstellenzuordnung),
- arbeitsrechtliche Warnhinweise bei der Dienstplanerstellung (z. B. Arbeitsschutzkonto, Verstöße gegen bspw. MuSchG, JArbSchG, ArbZG, BUrlG),
- Auswertungen und Statistiken (z. B. über Nachtarbeitsstunden, Fehlzeiten, eingetragene Bemerkungen, Anzahl der Ruf- und Bereitschaftsdienste),
- Einsicht in die Buchungen aus der elektronischer Zeiterfassung,
- selbst erzeugte und veränderbare Schichtbesetzungsprüfung,
- Jahresurlaubsplanung,
- farbliche Markierungen (z. B. von Arbeitszeitmodellen, bei Eintrag von Bemerkungsfeldern),
- Darstellung aller tarifvertraglichen Zeitzuschläge und Fehlzeiten sowie die Möglichkeit der Übernahme in ein Lohn- bzw. Abrechnungsprogramm,

- Tausch von Mitarbeitern in andere Planungsgruppen,
- Farbausdruck,
- Leserechte für Mitarbeiter und Betriebsrat.

9.2 Dienstplanerstellung

Bei der Dienstplanerstellung hat jeder Verantwortliche seinen Ablauf routiniert. Eine festgelegte Methode hierzu gibt es nicht. Die nachfolgend beschriebene Technik soll lediglich eine Unterstützung bieten. In der Regel werden entweder Monats- oder 4-Wochen-Dienstpläne erstellt. Monats-Dienstpläne haben den Vorteil, dass sie mit der Abrechnungsperiode des Gehalts identisch sind.

Von der Planung bis zum Aushang in sieben Schritten:

1. Schritt: Sollte kein elektronischer Dienstplan verwendet werden, müssen zuerst Grunddaten ins Durchschlagsformular (mit mind. 2 Durchschlägen) eingetragen werden: Organisationsdaten, Personaldaten, Monatsdaten, personenbezogene Salden,
2. Schritt: Eintrag von vertraglich regelmäßigen zugesicherten Planungsroutinen wie Fehlzeitenplanung, zugesicherte Lage der Arbeit,
3. Schritt: Besetzungsplanung aller Nachtdienste,
4. Schritt: Besetzungsplanung der Wochenenden und Feiertage,
5. Schritt: Besetzungsplanung der Früh- und Spätdienste (bzw. Zwischendienste),
6. Schritt: Überprüfung der Besetzungsplanung anhand der festgelegten Schichtbesetzung nach Qualifikation,
7. Genehmigung und Aushang des Dienstplans.

In erster Linie dient die Dienstplangestaltung der bedarfsgerechten Personalbesetzung. Da die Dienstplangestaltung aber sozial- und mitarbeiterorientiert zu organisieren ist, sind Dienstplanwünsche nach Möglichkeit zu realisieren. Inwieweit Wunschdienstpläne aber gerecht bzw. ungerecht sind, soll an dieser Stelle nicht ausgeführt werden; hierüber ist die Literatur völlig uneins und gibt teilweise widersprüchlichen Rat.

Die meisten Dienstplanverantwortlichen planen „ihre" Dienstpläne sehr individuell. Rahmendienstpläne mit einem festen rollierenden Schichtmodell (z. B. 4 Frühdienste – 4 Spätdienst – 3 Nachtdienst – 3 Frei), wie sie aus der Industrie bekannt sind, kommen nur wenig zum Einsatz. Rahmendienstpläne spielen eine wesentliche Rolle bei der Planung, sie sind frei von individuellen Wünschen. Rahmendienstpläne bieten deswegen Vor- und Nachteile. Die Vorteile liegen insbesondere in der schnellen Dienstplanerstellung und der Planungssicherheit, der gleichmäßigen Verteilung der Arbeitszeit und der Gleichbehandlung aller Mitarbeiter. Als größter Nachteil wird von den Mitarbeitern die

starre, unflexible und nicht individuelle Form der Dienstplangestaltung empfunden. In der Praxis haben sich Rahmendienstpläne im Krankenhaus nicht
durchsetzen können. Einen Weg könnte eine Kombination aus Rahmen- und
Individualplanung darstellen.

Wesentlichstes Kriterium der Dienstplanerstellung ist, wie oben beschrieben,
die bedarfsgerechte Personalbesetzung. Voraussetzung dafür, dass der Personaleinsatz bedarfsgerecht geplant werden kann, ist, dass die Serviceleistung
definiert wurde und die quantitative und qualitative Personalberechnung vorliegt. Das Anwesenheits- oder Arbeitsbedarfsprofil spiegelt die Dienstplanung
wider (vgl. **Abb. 20**).

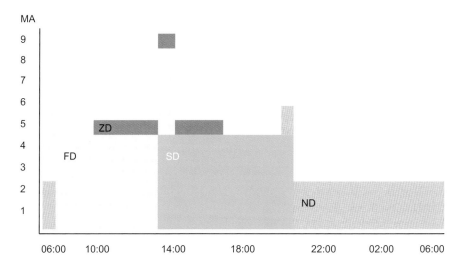

FD = Frühdienst; ZD = Zwischendienst; SD = Spätdienst; ND = Nachtdienst

Abb. 20: Beispiel eines Anwesenheits- oder Arbeitsbedarfsprofils

109

10 Gestaltung von Arbeitszeitmodellen

10.1 Flexible Arbeitszeitgestaltung

„Flexible Arbeitszeitmodelle sind ein wichtiges Instrument, um Anforderungen des Klinikalltags positiv zu begegnen, denn sie schaffen entsprechende Handlungs- und Zeitspielräume. Entscheidend hierbei ist vor allem, dass die Arbeitszeitmodelle maßgeschneidert sind, also die jeweiligen betrieblichen Anforderungen sowie die Interessen der Beschäftigten gleichermaßen berücksichtigt werden. Daher ist bei der Erhebung von Arbeitszeitmodellen die Mitarbeiterbeteiligung besonders wichtig. Zusammen mit dem Personal, das die betriebliche Situation meist am besten einschätzen kann, können einvernehmliche Lösungen zur Gestaltung flexibler Arbeitszeitmodelle gefunden und nachhaltig umgesetzt werden. Hierbei spielen die Führungskräfte eine wichtige Rolle, denn ihre Unterstützung fordert eine erfolgreiche Umsetzung flexibler Arbeitszeiten" (Initiative Neue Qualität der Arbeit 2006: 7).

Die flexible Gestaltbarkeit von Arbeitszeit im gegenseitigen Interesse von Arbeitnehmer und Arbeitgeber wird programmatisch als Work-Life-Balance bezeichnet. Dennoch bleiben im praktischen Alltag die Betriebe die Taktgeber der Arbeitszeiten. Dauer, Lage und Verteilung der Arbeitszeiten werden nach den Regeln des Wettbewerbs oder nach „altbewährten" Strukturen bestimmt. Ob Unternehmen die Arbeitszeitorganisation unter dem Gesichtspunkt von Leistungsfähigkeit und Gesundheit sehen, kann nach Literaturrecherche nicht beantwortet werden (vgl. Hildebrandt 2004: 52 f.; Husemann et al. 2003: 68).

Die Arbeitszeitvolumina erhöhen sich in den Kliniken von Jahr zu Jahr. Gegenläufige Tendenzen sind kaum erkennbar. Eher ist das Gegenteil der Fall, wie Husemann et al. schon 2003 festgestellt haben. Die gesamtwirtschaftliche Entwicklung des Volumens verschiedener Arbeitszeitformen zeigt, dass Überstunden und Wochenendarbeit im Volumen ansteigen. Teilzeitarbeit mit einem Beschäftigungsumfang zwischen 50–75 % oder flexible Teilzeit sind im Volumen abnehmend (vgl. Husemann et al. 2003: 67). Die verschiedenen Volumen der Arbeitszeitformen weichen in Krankenhäusern ab. So ist Wochenendarbeit unverändert im Volumen Teil der Arbeitszeitformen.

Nach einer Analyse von Christine Klenner und Tanja Schmidt, die Daten einer Befragung von 2.000 Beschäftigten ausgewertet haben, stehen planbare Arbeitszeiten im Vordergrund der Mitarbeiterzufriedenheit. Flexible Arbeitszeitmodelle dagegen haben bei den Mitarbeitern weniger Einfluss als angenommen (vgl. Klenner; Schmidt 2007: 3). Schichtarbeit hat unbestritten einen negativen Einfluss auf die Leistungsfähigkeit und die Gesundheit der Beschäftigten, dennoch sind bspw. gerade Pflegekräfte im Schicht- und Nachtdienst nicht generell unzufrieden mit dieser Arbeitsform (vgl. Michaelis 2003: 22, 35).

In besonderer Verantwortung, den (neuen) Arbeitszeitmodellen gerecht zu werden, steht das Führungspersonal. In der Prozesskette müssen bei der Frage der (Re-)Organisation von Arbeitszeiten viele Facetten berücksichtigt werden. Neben dem Wunsch, Familie und private Verpflichtungen gut mit dem Beruf zu vereinbaren, sollten auch Aspekte der Ausbildung, z. B. von Fachweiterbildung, berücksichtigt werden. Über die Arbeitszeit und ihre ergonomische – also menschengerechte – Gestaltung liegen zahlreiche arbeitswissenschaftliche Erkenntnisse vor. Auf Ihnen gründen nicht zuletzt die gesetzlichen Regelungen zur Arbeitszeit und Arbeitszeitgestaltung, die bei der (Neu-)Konzeption zu berücksichtigen sind (vgl. Michaelis 2003: 20–32; Bundesanstalt für Arbeitsschutz und Arbeitsmedizin 2007: 5 f.). Gleichwohl muss die Patientenversorgung sichergestellt und das wirtschaftliche Interesse der Krankenhäuser befriedigt werden. Und nicht zuletzt muss eine Fülle an formalen Aspekten bedacht werden.

Grundsätzlich stehen bei der Flexibilisierung der Arbeitszeiten drei Aspekte im Vordergrund:

1. Dauer der Arbeit,
2. Lage der Arbeit,
3. Verteilung der Arbeitszeit.

Aus heutiger Sicht kommen flexible Arbeitszeitmodelle ohne **Arbeitszeitkonten** nicht aus. Grundsätzlich wird zwischen *Kurz- und Langzeitkonten* unterschieden. Kurzzeitkonten spielen hierbei die größere Rolle. In der betrieblichen Praxis haben sich bei den Kurzzeitkonten sogenannte Ampelkontenregelungen bewährt. Der Ausgleichzeitraum ist in der Regel jahresbezogen.

Langzeitkonten sollen geleistete Arbeitszeit ansparen, die später „ausgegeben" wird, sie kommen bei „Sabbaticals" zur Anwendung (Auszeiten aus dem Berufsleben oder früherer Ruhestand). Langzeitkonten sind z. B. gegen Insolvenz „abzusichern".

10.2　Systematische Vorgehensweise

Bei der systematischen Vorgehensweise hat sich der beteiligungsorientierte Regelkreis zur Arbeitszeitgestaltung bewährt (vgl. **Abb. 21**).

In sechs Schritten zum neuen Arbeitszeitmodell

1. Schritt: *Gemeinsames Sondierungsgespräch*
In einem Gespräch zwischen Dienstplanbeauftragtem und Abteilungsleitung wird die gemeinsame Problemsicht aufgezeigt. Problemauslöser sind bspw. tarifliche Arbeitszeiterhöhung, Umsetzung von Rahmenbedingungen aus Betriebs- und Dienstvereinbarungen, Arbeitsprozessanpassung, Unzufriedenheit der Patienten und/oder Mitarbeiter.

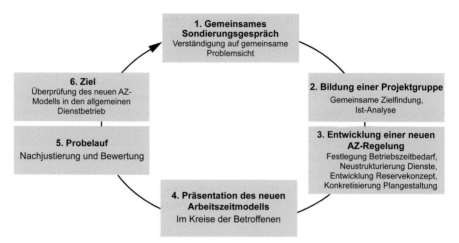

Abb. 21: Regelkreis beteiligungsorientierte Arbeitszeitgestaltung. (Quelle: Michaelis 2003: 42; Bundesanstalt für Arbeitsschutz und Arbeitsmedizin 2006: 15)

2. Schritt: *Bildung einer Projektgruppe*
- Auswahl der Projektmitglieder (Wichtig: Betriebsrat und Personalabteilung einbeziehen),
- Zieldefinition: Was soll erreicht werden? Welche Interessen, Wünsche und Ziele werden verfolgt?
- Analyse der Ist-Situation der jetzigen Arbeitszeitmodelle: Aus Patientensicht (Kundensicht) – Mitarbeitersicht – aus Sicht beteiligter Berufsgruppen,
- Analyse der Ist-Situation der Arbeitsabläufe und Arbeitsorganisation (Leistungsprofil). Wer macht was? Was wird in welcher Zeit gemacht? Wie viel Arbeit fällt wann an und von wie vielen Personen wird sie erledigt? Wo liegen die Belastungen und Beanspruchungen der Beschäftigten?

3. Schritt: *Entwicklung der neuen Arbeitszeitmodelle*
- Betriebszeitenbedarf festlegen: Betriebs- oder Servicezeiten sollten von den Arbeitszeiten entkoppelt analysiert und festgelegt werden. Damit soll die Verfügbarkeit vom Beschäftigen maximiert werden. In der Praxis haben Mitarbeiter in Gesundheitseinrichtungen wenig Erfahrung bei der Festlegung von Betriebs- oder Servicezeiten. Bewährt hat sich bei der Datenerfassung die Unterscheidung in qualitative und quantitative Tätigkeiten. Wichtig ist hier, dass die Teammitglieder einbezogen werden, um die Zusammenhänge zu verstehen. Bei der Auswertung sollten bspw. das in- und externe Patientenaufkommen, das Aufnahme- und Entlassungsmanagement, das Organisationskonzept (Pflegeprozess), Untersuchungszeiträume, Visiten, Reinigungszeiten, Speisezeiten, Inanspruchanalysen des Ruf- und Bereitschaftsdienstes berücksichtig werden.
- Gestaltung der Arbeitszeitmodelle: Basis sind die Analysen der Leistungserbringung und der damit verbundenen Betriebs- oder Servicezeiten, die Regelungen des ArbZG und die EU-Arbeitszeitrichtlinie. Traditionelle Re-

geldienst-Bereitschaftsdienstmodelle stehen den hohen Patientenanforderungen und der Festlegung der Leistungsqualität, aber auch der Kosten von Arbeitszeitmodellen gegenüber. Grundsätzlich werden Modelle unterschieden, die aufgrund der Belastungsanalyse als Vollarbeitszeit oder als Bereitschaftsdienst geleistet werden. Bei der Gestaltung mit Bereitschaftsdiensten ist die maximale Grenze von 48 Stunden pro Woche zu beachten. Sind die Arbeitszeitmodelle festgelegt, müssen diese quantitativ und qualitativ mit Mitarbeitern besetzt werden (vgl. Personalbedarfsermittlung).

- Reservekonzept: Durch Fehlzeiten wie Urlaub, Krankheit, Fortbildung, Freizeitausgleich für Bereitschaftsdienste etc. kommt es durchgängig zu Unterbesetzungen. Damit keine Leistungsstörungen auftreten, ist ein durchdachtes Personalausfallkonzept zu erstellen. Das Reserve- oder Ausfallkonzept ist der Schlüssel für ein effizientes Arbeitszeitmanagement. Es darf keinesfalls vernachlässigt werden!
- Plangestaltung: Werden Kombinationen aus langen Regeldiensten und Bereitschaftsdienstmodelle eingeplant, ergeben sich Nachteile bei der Kontinuität durch tägliche personelle Wechsel. Schichtmodelle sind für die Kontinuität der Patientenversorgung besser geeignet.

4. Schritt: *Präsentation des neuen Arbeitszeitmodells*
Nach Abwägung aller Vor- und Nachteile und Überprüfung der Eingangszielsetzung, präsentiert die Projektgruppe die Ergebnisse dem betroffenen Team und der Pflegedienstleitung/Abteilungsleitung. Nachdem Geschäftsführung und Betriebsrat dem Modell zugestimmt haben, wird ein Probelauf terminiert.

5. Schritt: *Probelauf*
Die Einführung des neuen Arbeitszeitmodells sollte befristet für sechs Monate erfolgen. Diese Zeit muss konsequent für kleinere Nachjustierungen an Anfangs- und Endzeiten oder Pausenzeiten genutzt werden. Zudem ist es wichtig, personelle und organisatorische Voraussetzungen laufend zu überprüfen, um evtl. Arbeitsabläufe zu optimieren, Schnittstellen zu informieren, personelle Veränderungen vorzunehmen. Am Ende der Probezeit folgt eine Veränderungsbewertung durch die Projektgruppe. Ist die Bewertung positiv, kann das neue Arbeitszeitmodell eingeführt werden.

6. Schritt: *Ziel*
Das Ziel ist erreicht, wenn die anvisierten Teilziele zu aller Zufriedenheit realisiert sind. Das neue Modell soll aber nicht starr, sondern durch laufende Überprüfung flexibel sein. Nur so kann nachhaltig eine Ergebnisverbesserung erfolgen.

Die gewonnen Erfahrungen sollten anderen Abteilungen zugänglich gemacht werden.

Literatur

Aghamiri, B. (2003): Recht der Pflege. Studienbrief 3: Grundlagen des Arbeitsrechts. Studienbrief der Hamburger Fern-Hochschule.

Angermeier, G. (2009): Weiche Faktoren/Harte Faktoren. Glossar im Projekt Magazin. Online: http://www.projektmagazin.de/glossar [Stand: 15.08.2010].

Bachstein, E. (2009): Sinn und Zweck von Überlastungsanzeigen in der Pflege. Potsdam: DBfK Nordost. Online: http://www.agnes-karll-institut.de/Mitgliederbereich/Mitgliederservice/Ueberlastungsanzeige.pdf [Stand: 01.08.2010].

Barg, U. (ohne Jahresangabe): Arbeitsunfähigkeit – Seminarvortrag von Fachanwalt für Arbeitsrecht Rechtsanwalt Udo Barg. Online: http://www.fachanwaelte-kanzlei.de/Fachbeitraege/Arbeitsrecht/Arbeitsunfaehigkeit.htm [Stand: 29.12.2010].

Becker, J. (2010): Definition der Arbeitsunfähigkeit durch Prof. Dr. Joachim Becker – Richter am Sozialgericht Wiesbaden. Gabler Wirtschaftslexikon. Online: http://www.wirtschaftslexikon.gabler.de/Definition/arbeitsunfaehigkeit.html [Stand: 29.12.2010].

Becker, M. (2005): Personalentwicklung. Bildung, Förderung und Organisationsentwicklung in Theorie und Praxis. 4. Auflage. Stuttgart: Schäffler Poeschel.

Borges, P., Rossbach, C., Platzköster, C. (2007): Arbeitsorganisation bestimmt den Personalbedarf. Wie viel Personal braucht das Krankenhaus. In: f&w. Ausgabe 1/2007, 24. Jg. S. 56–60.

Böhme, H. (2001): Gibt es Aufbewahrungsfristen für Dienstpläne? Antwort des Juristen Hans Böhme. Fachbeitrag in: Pflege- und Krankenhausrecht. Ausgabe 4. Jg. 3/01. S. 84.

Bundesanstalt für Arbeitsschutz und Arbeitsmedizin baua (2006) (Hrsg.): Flexible Arbeitszeiten für den ärztlichen Dienst – Anforderungen, Auswirkungen, Antworten. Dortmund: baua.

Bundesanstalt für Arbeitsschutz und Arbeitsmedizin baua (2007) (Hrsg.): Im Takt? Gestaltung von flexiblen Arbeitszeitmodellen. 2. Auflage. Dortmund: baua.

Bundesanstalt für Arbeitsschutz und Arbeitsmedizin baua (2008) (Hrsg.): Entwicklung einer Gefährdungsbeurteilung im Hinblick auf die Arbeitszeit. Dortmund: baua.

Burkert, W. (2009): Personalengpässe erfolgreich meistern. Durch kreative Lösungen können Ausfälle kompensiert werden. In: KU-Gesundheitsmanagement. Ausgabe 8/2009. S. 36–39.

EFQM (ohne Jahresangabe): European Foundation for Quality Management. Glossar im QM-Lexikon. Online: http://www.quality.de/lexikon/efqm.htm [Stand: 01.08.2010].

GBE (2009): Gesundheitsberichterstattung des Bundes. Ad-hoc-Tabelle: Personalkosten der Krankenhäuser. Online: http://www.gdb-bund.de [Stand: 22.08.2010].

Görres, S. (1999): Qualitätssicherung in der Pflege und Medizin. Bern: Hans Huber.

Görres, S. (ohne Jahresangabe): Pflegewissenschaft II, Studienbrief 2: Methoden der Qualitätssicherung: Studienbrief der Hamburger Fern-Hochschule.

Haldemann, T. (ohne Jahresangabe): Leistungsindikatoren. Glossar im Wörterbuch der Sozialpolitik. Online: http://www.socialinfo.ch/cgi-bin/dicopossode/show.cfm?id=386 [Stand: 04.10.2010].

Heise, D., Lembke, M., v. Steinau-Steinbrück, R. (2008): Betriebsverfassungsgesetz. Kommentar zum BetrVG mit Gestaltungshinweisen und Beispielen für die Praxis. Freiburg: Haufe.

Hensche, M. (2010): Handbuch Arbeitsrecht: Kündigung – Kündigung wegen Krankheit. Online: http://www.hensche.de/Rechtsanwalt_Arbeitsrecht_Handbuch_Kuendigung_Krankheitsbedingt.html [Stand: 19.10.2010].

Hildebrandt, E. (2004): Balance von Arbeit und Leben: Neue Zumutungen oder Chancen? In: Personalführung. Ausgabe 5/2004. S. 52–62.

Husemann, R., Dubeb, K., Lauterbacher, C., Vonken, M. (2003): Beschäftigungswirksame Arbeitszeitmodelle für ältere Arbeitnehmer. Entwicklung von Modellkonzeptionen unter Berücksichtigung von arbeitsbezogenen und betrieblichen Rahmenbedingungen. Dortmund: Bundesanstalt für Arbeitsschutz und Arbeitsmedizin.

Initiative Neue Qualität der Arbeit INQA (2006): Flexible Arbeitszeiten für den ärztlichen Dienst. Anforderungen, Auswirkungen, Antworten. Dortmund: Bundesanstalt für Arbeitsschutz und Arbeitsmedizin.

Kerres, A. (2003): Personalmanagement. Studienbrief 4: Fortbildung, Weiterbildung, Führungskräfteentwicklung. Studienbrief der Hamburger Fern-Hochschule.

Klenner, C., Schmidt, T. (2007): Familienfreundlicher Betrieb – Einflussfaktoren aus Beschäftigtensicht. In: WSI-Mitteilungen. Ausgabe 9/2007: 3.

Kutscher, J. (2008): Personalbedarfsberechnung aus Leistungszahlen, Anhaltszahlen und Arbeitsplatzbesetzung. Online: http://www.arbeitszeitberatung.de/krankenhaus [Stand: 01.08.2010].

LASI Länderausschuss für Arbeitsschutz und Sicherheitstechnik (2009) (Hrsg.): Arbeitszeitgestaltung in Krankenhäusern LV 30, Neufassung. Potsdam/Hamburg: Ministerium für Arbeit, Soziales, Gesundheit und Familie des Landes Brandenburg und Behörde für Soziales, Familie, Gesundheit und Verbraucherschutz der Freien und Hansestadt Hamburg Abteilung Verbraucherschutz.

Michaelis, M. (2003): Arbeitswissenschaft. Studienbrief 4: Gestaltung (3) – Arbeitszeit. Studienbrief der Hamburger Fern-Hochschule.

NEXT-STUDIE (nurses early exit study) (2006): Langjährige Belastungsforschung bei Pflegepersonal – Ergebnisse der Next-Studie. Online: http://www.next-study.net [Stand: 03.09.2010].

Platzköster, C., Rossbach, C., Borges, P., Görzel, U. (2007): Bremen reformiert Personaleinsatz und Arbeitszeit der Ärzte. Modellprojekt des Landes und der Gebera. In: f&w. Ausgabe 4/2006, 23. Jg. S. 408–414.

Platzköster, C., Zimolong, A. (2008): Abschlussbericht. inap – Innovative Arbeitszeitmodelle für Pflegeeinrichtungen. Online: http://www.gebera.com/download/Gutachten-inap-Bremen.pdf [Stand: 02.09.2010].

Rohmert, W., Rutenfranz, J. (1975): Arbeitswissenschaftliche Beurteilung von Belastung und Beanspruchung an unterschiedlichen industriellen Arbeitsplätzen. Bonn: BMAS.

Roland Berger Strategy Consultants (2007) (Hrsg.): Studie: Den demografischen Wandel erfolgreich bewältigen. Wachstum, Wohlstand und Handlungsfähigkeit sichern. Online: http://www.rolandberger.com/RB_Roland_Berger_Mastering_the_challenge_of_demographic_change_20070327.pdf [Stand: 05.10.2010].

Ruhnke, L. (2005): Die Entgeltfortzahlung im Krankheitsfall und die Möglichkeiten des Arbeitgebers, gegen einen etwaigen Missbrauch dieses Rechts vorzugehen. Dissertation. Universität Konstanz: Fachbereich Rechtswissenschaften. Online: http://www.ub.uni-konstanz.de/kops/volltexte/2005/1435/pdf/Dissertation_Luzia_Ruhnke.pdf [Stand: 28.12.2010].

Schlag, P. M. (2007): Statement von Prof. Dr. med. Dr. h.c. Peter M. Schlag. Online: http://www.gesundheitsstadt-berlin.de/portraets/koepfe-der-berliner-medizin-und-gesundheitswirtschaft/schlag-prof-dr-med-dr-h-c-peter-m/ [Stand: 15.12.2010].

Schlottfeldt, C., Herrmann, L. (2008): Arbeitszeitgestaltung in Krankenhäusern und Pflegeeinrichtungen. Rechtskonforme Bereitschaftsdienstmodelle. Berlin: Schmidt Verlag.

Schmidt, H.-U., Riehle, M. (2002): Pflegemanagement II. Studienbrief 6: Personalmanagement – Grundlagen (2): Personalentwicklung. Studienbrief der Hamburger Fern-Hochschule.

Simon, M. (2008): Stellenabbau im Pflegedienst der Krankenhäuser: Mindestanforderungen als Ansatz zur nachhaltigen Sicherung einer ausreichenden Personalbesetzung. Studie im Auftrag der Hans-Böckler-Stiftung. Fachhochschule Hannover. Online: http://www.boeckler.de/pdf_fof/S-2008-116-4-1.pdf [Stand: 27.12.2010].

Tauch, J. G. (2010): Kompendium Personalwirtschaft und Personalcontrolling. 9. Auflage. Gütersloh: Gütersloher Organisationsberatung.

Weber, M. (2007): Arbeitsrecht für Pflegeberufe. Handbuch für die Praxis. Stuttgart: Kohlhammer.

Weber, W., Kabst, R. (2006): Einführung in die Betriebswirtschaftslehre. 6. Auflage. Berlin: Springer.

Stichwortverzeichnis

Der Autor

Wolfgang Burkert, Diplom-Pflegewirt (FH)

Wolfgang Burkert studierte an der Fern-Fachhochschule Hamburg, Studienzentrum Stuttgart, Pflegemanagement. Seit 1998 ist er an der Oberschwabenklinik GmbH Ravensburg beschäftigt und bekleidet heute die Stabstelle Personalcontrolling.

Herr Burkert hat eine über 15-jährige Erfahrung im Pflegedienst, zuletzt in der Verantwortung einer Stationsleitung. Seine Ausbildung zum Krankenpfleger hat er an der Univ. Klinik Tübingen absolviert. Berufsbegleitend hat er die Qualifikationen der Fachkrankenpflege Intensivmedizin, Mentor für Pflegeberufe und die Weiterbildung zur Stationsleitung erworben.

Lange Erfahrung hat Herr Burkert auf den Gebieten Personaleinsatzplanung, Arbeitszeit- und Dienstplangestaltung, Krankenhausbetriebswirtschaft, sowie Arbeitsrecht. Er ist Dozent an verschiedenen Bildungszentren und hat als Autor mehrere Fachbeiträge im Bereich Personal- und Pflegemanagement publiziert.